我
思

敢于运用你的理智

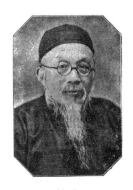

谢观
(1880—1950)

字利恒，晚年自号澄斋老人，江苏武进人。幼承家学，祖父葆初乃名医，父钟英为名儒且精舆地之学。1914年着手主编中国第一部综合性医学辞典《中国医学大辞典》，1921年7月由商务印书馆出版。此后复著《中国医学源流论》，1935年6月由上海澄斋医社刻印，为中医史论佳作。先生亦热心于中医公共事业，曾任多所中医学校校长，组织和领导各种中医团体。

中国医学源流论

谢观 著

长江出版传媒

崇文书局

图书在版编目（CIP）数据

中国医学源流论 / 谢观著. -- 武汉：崇文书局，
2025. 5. --（生命文化丛书）. -- ISBN 978-7-5403
-8149-3

Ⅰ. R-092

中国国家版本馆 CIP 数据核字第 20255JE635 号

本书依 1935 年 6 月上海澄斋医社刻印本整理。原书六十四章前
无序号，今加上序号。有错误或疑问者，在脚注中给出简单校记。

中 国 医 学 源 流 论
ZHONGGUO YIXUE YUANLIU LUN

出 版 人　韩　敏
出　　品　崇文书局人文学术编辑部
策 划 人　梅文辉（mwh902@163.com）
责任编辑　梅文辉
装帧设计　甘淑媛
责任印制　邵雨奇
出版发行　长江出版传媒　崇 文 书 局
地　　址　武汉市雄楚大街 268 号 C 座 11 层
电　　话　（027）87679712　　邮政编码　430070
印　　刷　湖北新华印务有限公司
开　　本　787mm×1092mm　1/32
印　　张　5
字　　数　70 千
版　　次　2025 年 5 月第 1 版
印　　次　2025 年 5 月第 1 次印刷
定　　价　36.00 元
（读者服务电话：027—87679738）

谢利恒先生传

　　君武进谢氏，名观，字利恒，世居县西北之罗墅湾。罗墅湾滨孟河，孟河号多名医，君祖葆初先生其一也。父钟英先生，精舆地之学，工古文辞，为世名儒。君少承家学，性又颖悟，年十二，毕五经四子书。于古今山川形势、郡邑沿革，已了如指掌。又熟诵《内》《难》经、《伤寒杂病论集》、本草经方。年十五，出就外傅，益肆力于史学舆地，精研《史》《汉》、诸子，为文章不懈，而及于古。时值甲午战后，海内争言维新，邑故有龙城书院，课应举之文，及是，改为致用精舍，肄经史舆地之学。君与焉，试辄冠其曹。年二十一，肄业于苏州东吴大学，以丁外艰废。光绪乙巳，始以地理之学教授于广州中学，已而两广优级师范、游学预备科、陆军中学、广东法政、初级师范、陆军小学、随宦学堂闻君名，争相延致。君口讲指画，学生咸欣然，自以为有所得，一时广州地理教席，非君无以厌众望。君以任课太繁，又母夫人不服岭南水土，居三年，辞归，为上海商务印书馆编纂地理书籍。

时澄衷学堂经费充裕，为海上私校冠，而办理未善，风潮时起。岁戊申，董校事者延君主焉。君至则严管理，勤教课，澄衷学则，遂为诸校首屈。国体既革，武进人推屠君寄主县政，以君乡里硕望，延掌本县教育事。君悉心擘画，严考绩，图扩充，居二年而去。其始至也，学校三十，学生四千；其去也，学校百五十有八，学生六万数千人。教育部第全国二千县成绩，武进次二。袁总统召君入都，欲使长省教育厅，君豫烛洪宪之变，不欲仕，辞焉。民国三年，仍入商务印书馆，主纂地理书籍，先后成图书三十余种。君以为《一统志》暨各省郡县图经，多详于古迹风景若行事，而于地形、地质、气候、风俗、物产，罕能道其详，失地学真意，阙经世之用，锐意欲纂各省新志，未果。而治中国医学者，谋编辞典，以谂商务印书馆，商务印书馆以属君。君于医，虽不以是为业，顾自幼熟诵医经、经方，长而浏览弗辍。亲故有疾，或为治疗，遇儒医、世医、若草泽铃医，有一技之长者，必殷勤询访讨论，未尝一日废也。及受委托，即欣然自任，纵览古今医籍，旁及朝鲜、日本之书，汰其芜，去其复，存其精英，历时八年，成书三百五十万言，而君须发白矣。

乃谢商务印书馆，寓上海，名其室曰澄斋。以其技救人疾苦，又出其所心得，以诏后生，有志医学者踵至。初，上海医家设中医专门学校于城中，延君长其校。君为定课程，编讲义，时在民国六年，实为我国中医学校之首创，海内继起者，咸取则焉。十四年，神州医学总会设中医大学于闸北，又延君长其校，将以研究高深学理，为全国医学升阶，凡数年，以时局不靖中辍。海上医学团体多，而意见不一，君谋所以和会之，十八年，乃发起中医协会。适中央卫生委员会通过"废止中医案"，中医协会宣言否认，而召集全国医药团体代表大会。三月十七日开会，至者十有五省，医药团体百三十有二，出席代表二百六十有二人，提案百余，成立全国医药团体联合会，其后遂以三月十七为国医节焉。会既终，推君为代表，入都请愿，废止中医之案由是得免施行。其秋，卫生署及教育部又颁中医学校名称及管理药商规则，于本国医药业大为不便。十二月，又召集第二次全国医药代表大会，至者十有七省，团体二百二十有三，出席代表四百五十有七人。君见推为主席暨常务委员，始正中医、中药之名曰国医、国药。会既终，再推代表入都。蒋主席善之，命撤消所布规则，中国医药始得无所束缚。二十年，中医协会改组为上海市国医公会，历次大会，君仍见推为主席暨监察主席。是岁，中央国医馆成立，又见推为常务理事。二十二年，上海市国医分馆成立，君见推为常务董事。二十四年，中央国医馆改选，君仍任理事。上海市卫生局试验登记中医者七，君五为试验委员。

盖自民国六年以来，君于国医公务，靡役不从，亦云瘁矣。是岁，君年五十有六，国医节后，乃谢世务，居澄斋不复出，但日为弟子讨论学术，而君弟子群谋辑君言论行事，以告当世。曰《中国医学源流论》，曰《中国医话》，曰

《中国药话》，曰《澄斋医案》，曰《澄斋验方》，曰《澄斋杂著》，曰《澄斋年谱》，附以《葆初先生医集》《钟英先生文集》，凡如干卷，将次第刊行。而讼言曰：君潜心医学四十年，尽力医事，馀二十年，问学弟子，无虑数千人。朝鲜、日本、台湾、暹罗、南洋群岛、加拿大，凡华人足迹所至，无不耳君说。诒书与君相讨论者，学说传布之广，近古以来，未之有也。其尝问业于君者，学辄有心得，取君说以治病者，辄有验。盖君于医学理法，研之至精，而于新知，融会贯通，无所隔阂。故能深探疾病之原，而参酌乎风土人情以为变化，是以放之寒温热三带而皆准也，闻者以为信。

吕思勉曰：君真振奇人哉！予识君时，年未弱冠，今逾三十年矣。予颇读古书，喜事考证，自度无以逾于君。于医学则一无所知，顾君不以为无所知，读古医书，或时下问，相与赏奇析疑，其以能问于不能以多问于寡如此。泰山不让土壤，故能成其高；河海不择细流，故能成其大。君所就之远，固有由矣。世之知君者，以舆地、医药之学及古文辞。顾君之所长，初不止此。予尝与君上下其论议，君于千载以前，湮沉晦塞之事，洞见其所由，若烛照而数计；其于当世之事，剖析其得失，而逆测其迁流之所届，著①蔡弗能违也。君真振奇人哉，而仅以舆地、医药、古文辞鸣，时为之乎，而岂君之志哉！

中华民国二十四年四月一日
同邑吕思勉撰

---

① 蓍，原作"著"。

《中国医学源流论》序言

  武进谢利恒先生，于编辑《中国医学大辞典》后，复著《中国医学源流论》。取数千年来各家学说，上起炎黄，下迄近世，考其源流，别其枝派，原原本本，若网在纲，启后学之津梁，树医林之楷范。脱稿业经十载，曾于《国医公报》《医界春秋》刊布，海内医家，叹为绝作。近日及门诸子，为先生编印全集，复以此篇冠其首，而命序于伯未。伯未昔肄业于中医专门学校，先生方任校长，饫闻至论，敢述要语，弁诸简端。

  先生之言曰，古今中医书籍，几于汗牛充栋，非抄袭旧说，即标榜攻讦，其能发明新理者，不过什之一二。要其大体，后者胜前。但古书言简而该，后世言复而杂，学者宜取其治病之效，不必拘于成见，致滋聚讼。凡聚讼之端，不外温凉攻补，推其故，有因乎水土气候不齐者，有因乎治乱安危环境者。我国疆域广大，川原交错，气候备寒温热三带，而人事之迁变尤蕃。故凡华文所布之区，即中医所达之处，若执一隅之见，以概万有不齐之病，安能适当？是以历史、地理、生物、自然、社会诸科学，攻医者皆必须略涉藩篱，方能会其通而观其变，而得医术之大全，此属于艺者也。医者固以艺术为职志，然昔人常以为应与修养道德共同砥砺，故《素问·上古天真论》等数篇，古圣首悬为教。吾人业医者，应如何惩忿窒欲以养肝肾之阴，行矩言规以固荣卫之气，宁静淡泊以葆固有之灵明，勤动四肢以和周身之血脉，合修身养性为一途，成己①利人为一事。昔傅青主之艰贞肥遁，徐洄溪之励志潜修，实能得先圣心传，而年寿亦与之俱永。固非独其技之足高，抑亦其行之当法也。先生之言如此。夫长江之源，发于犂石，东会岷沱，出三峡，下洞庭，浩浩汤汤，千里一泻。其利物之溥，亦

---

① 己，原作"已"。

犹我中华医学，肇自皇古，衍于后世，所疗治者，不知其几亿兆人也。然以其源远而流广，泥沙土石，不能无所杂，则泛滥横流，遂或不免。是犹今日医说之纷歧，生于其心，害于其事，而病者遂受其敝也。得先生之言以示之，庶几沿流溯原，集众说之长，而去其偏蔽，使中医学说益臻昌明，世界人类咸受其福，仁言利溥，其垂远矣！先生丰颐广颡，美须髯，衣大布之衣，真率敦朴，精神朗静。其立言也，不阿世，不立异，不掩同体之善，不忘异派之美，精微广大，兼而有之。是则读其书者皆能知之，固无俟呫呫也。

中华民国二十四年元旦
弟子秦伯未谨序

目　录

一、医学大纲

中国医学可分数期：自西周以前为萌芽之期；春秋战国为成熟之期；两汉之世为专门传授之期；魏晋至唐为蒐葺残缺之期；两宋至明为新说代兴之期；起自明末，盛于有清，为主张复古之期。此一切学术皆然，而医学亦莫能外也。

二、儒学比例

诸学之中，儒学最显，今试借以为喻。仲尼祖述尧舜，宪章文武，《诗》《书》《礼》《乐》《易》《春秋》，皆西周以前古籍，孔子因之以成删定之功。六经皆史之说，虽亦不免武断，要其非前无所承决矣，所谓西周以前为萌芽之期也。及孔子出而集其大成，七十子后学之徒，传播尤盛，所谓春秋战国为成熟之期也。遭秦焚书，六籍阙然，老师宿儒，犹各抱专门以相授受，其时承学之士，守家法皆极严，虽复不能相通，而亦不为臆论，所谓两汉之世为专家授受之期也。汉末丧乱，传绪载绝，后之学者，不复能亲承口说，而徒求之于简编，于是有南北朝、隋、唐义疏之学，所谓蒐葺阙佚之期也。至于宋儒，乃排弃旧说，以意推求，自谓渊源直接洙泗，元明二代，其说大行，所谓新说代兴之期也。明末诸儒，厌其末流之空疏，而复求之于古，至于清代，汉学乃代宋学而兴，所谓主张复古之期也。

中国治汉、宋二学者，每互相訾謷，其于自汉迄唐诸儒，遂各以意为好恶。平心论之，中国一切学术，规模皆大定于战国以前，自秦以降，不过就古人之成说，引伸推衍之耳，未有能自创一说，卓然与古人并立者也。近之论者，谓中国学术自秦以降即停滞不进，诚不为过。夫既不能自创一学，而徒袭古人之学以为学矣，则其于古人之成说，焉得不视同拱璧？汉唐诸儒之抱残守阙，自不能谓为无功，然其物已残阙矣。徒能抱之守之，而不能观其会通，势必至于扞格而不可通，龃龉而不相入。宋儒起而以意推求，势也。然学术之真，必存于事物，古人之发明学术者，盖靡不即事物而求其所以然。其在宋儒，虽亦曰即物穷理，实则徒托空言，而不免仍为古人之成说所囿。盖宋儒之所谓事物，即古人之学术，而非两间之事物也。其必不能尽当于事物之理之真，且必不能尽得古人立说之意，盖可知也。清儒之起而主张复古，亦势也。势之所必至，即为理之所固然。《易》曰：穷则变，变则通。相变也，而实相因，亦即所以相成。明于进化之理者，更不必存主奴之见矣，惟医亦然。

三、医学变迁

吾国医学之兴，遐哉尚矣！《曲礼》：医不三世，不服其药。《孔疏》引旧说云：三世者，一曰黄帝针灸，二曰神农本草，三曰素女脉诀，又云夫①子脉诀。此盖中国医学最古之派别也。其书之传于后世者，若《灵枢经》则黄帝针灸一派也，若《本经》则神农本草一派也，若《难经》则素女脉诀一派也。其笔之于书，盖亦在周秦之际，皆专门学者所为也。针灸之有黄帝，本草之有神农，脉诀之有素女，犹之仲尼所祖述之尧舜，宪章之文武也；其笔之于书之人，则祖述宪章之仲尼也。其传承派别，可以推见者：华元化为黄帝针灸一派，张仲景为神农本草一派，秦越人为素女脉诀一派。仲景之师，元化之弟子，皆著见于载籍。《史记·扁鹊列传》，载

---

① 夫，原作"天"。

其所治诸人,多非同时,或疑史公好奇,不衷于实,不知扁鹊二字,乃治此一派医学者之通称,秦越人则其中之一人耳。此其各有师承,犹两汉之经师也。特医学之显,不及儒术,故其传授世次,不可得而考耳。

其中绝不知何时,然亦必当汉魏之际。故后此治医学者,若皇甫士安,若陶弘景,皆无复口说可承,而徒求之于简编也。其蒐讨掇拾之功最巨者,于隋则有巢元方,于唐则有孙思邈、王焘,此医家义疏之学也。南北朝隋唐诸儒,缀辑汉儒之说。孙、王等盖亦缀辑汉后医家所传也。北宋以后,新说渐兴,《四库提要》云:儒家之门户分于宋,医家之门户分于金元。此以其显著者言也,实则其机亦肇自北宋。见后。至金元而大盛,张、刘、朱、李之各创一说,竞排古方,犹儒家之有程、朱、陆、王,异于汉而又自相歧也。至明末而复古之风渐启,清代医家多承之,则犹儒家之有汉学矣。均见后。人不能无为时势所限,而时势之变迁,又率由一二人造之。还相为因,莫知其朕。欲明于学术之升降者,知人论世,二者固不容缺一矣。

四、上古医派

　　针灸始于黄帝，本草肇自神农，脉诀传之素女，此以言乎其托始之时耳。至按其学术之性质而为之分类，则为医经、经方二家。医经犹今言医学，经方犹今言药学也。神农本草，当属经方家。针灸、脉诀，则同属医经。其书之传最古者，在医经当推《黄帝内经》,《汉志》作十八篇，皇甫谧以《素问》《针经》各九卷当之。所谓《针经》当与今《灵枢》相出入，《素问》则即今本也。其说如后。

五、《素问》考证

　　《素问》之名，昉见仲景《伤寒杂病论集》。言"论"所以"集"，此书之意，宋本如此，后世刻本改为自序，非。或疑仲景所撰用者，未必即今《素问》。然《北齐书·马嗣明①传》，有博②综经方、《甲乙》《素问》之言；《北史·崔彧传》，又有以《甲乙》《素问》善医术之语；《南史·王僧孺传》，亦云侍郎金元起欲注《素问》，访以砭石。金元起，即世所称全元起，字以形近而讹也。则其书自汉以来，医学传习未尝失坠可知矣。至唐王冰注之，乃大明于世。惟《刺法》《本病》二篇，冰本亦阙。宋刘温舒作《素问入式运气论奥》，始以此二篇附刊于后为一卷，称为《黄帝内经·素问遗篇》。嘉祐中，遂以此二篇附刊于王本之后，颇不可信。《宋史·艺文志》载《素问遗

---

　　① 明，原作"昭"。
　　② 博，原作"传"。

篇》四卷，其卷数亦不符也。《明史·艺文志》载赵简王补刊《素问》一卷，谓世传王冰注本有阙简，王得全本补之。案：简王所刊，即世所传赵府居敬堂本。其所刊者，亦即此二篇也。

《素问》之素，王冰释之为本，不过望文生训耳。案：《云笈七签》引《真仙通鉴》云：天降素女以治人病，黄帝问之而作《素问》。与《孔疏》所引之说相符，当系古义。可见今之《素问》，实为古代素女脉诀一派之学，扁鹊传之，故继之而作《难经》也。

六、《难经》考证

　　八十一难之名，亦见仲景《伤寒杂病论集》。皇甫谧《帝王世纪》云：黄帝命雷公、岐[①]伯论经脉，旁通问难八十一，为《难经》。隋萧吉《五行大义》、唐李善《文选·七发》注引此书文，并称《黄帝八十一难经》。《隋书·经籍志》亦载《黄帝八十一难》二卷。其以为秦越人作者，实始唐杨玄操，其言云：黄帝有《内经》二帙，帙各九卷，而其义幽赜，殆难穷览。越人乃采摘英华，抄撮精要二部，经内凡八十一章，勒成卷轴。既弘畅圣言，故首称黄帝。见《史记·扁鹊列传》正义。案：《史记·扁鹊列传》称天下至今言脉者由扁鹊，则素女脉诀之学，扁鹊实传之。玄操所言，必非无据。惟史公此传，所包甚广，玄操云云，似亦误以扁鹊二字为越人一人之称

---

　　① 岐，原作"歧"。后同改。

号也。又案:《文苑英华》载王勃《难经序》云:《黄帝八十一难》,是医经之秘录也。昔者岐伯以授黄帝,黄帝历九师以授伊尹,伊尹以授汤,汤历六师以授太公,太公授文王,文王历九师以授医和,医和历六师以授秦越人。越人始定章句,历九师以授华佗,佗历六师以授黄公,黄公以授曹①夫子。曹夫子讳元,字真道,自云京兆人也,云云。其说自不可信,然亦可见此书自唐以前确有授受源流。

---

① 曹,原作"曾"。后同改。

七、《灵枢经》考证

针灸派最古之书,当推《灵枢经》,然或以当皇甫谧所称之《针经》,谓即《汉志》"《内经》十八篇"之九,则非也。案:谧之言云,《七略》《艺文志》,"《黄帝内经》十八卷",今有《针经》九卷《素问》九卷,二九十八卷,即《内经》也。又有《明堂孔穴》《针灸治要》,皆黄帝、岐伯选事也。三部同归,文多重复,错互非一。见《甲乙经》。后人以今《灵枢经》与谧所称之《针经》卷帙适当,且其文与《甲乙经》多相复重,断二者即一书;且云《灵枢》之名,《隋志》不载,而有《黄帝针经》九卷、《九灵》十二卷,至《唐志》则并无《针经》之名,但有《九经》十二卷,宋绍兴中,史崧乃以家藏旧本《灵枢》献之。盖《隋志》之《九灵》,即《唐志》之《九经》,其《针经》即史崧所献之《灵枢》,当唐暂晦,至宋乃出也。然《宋史·哲宗纪》,元祐八年

11

正月庚子，尝颁高丽所献《黄帝针经》于天下。元祐、绍兴，相距几何时，虽遭丧乱，岂有即亡之理？纵云已亡，校理者岂皆不及见，而误谓崧家藏旧本久晦复出耶？则宋时实不以此书为《针经》可知。吕复《群经古方论》，谓王冰以《九灵》更名为《灵枢》，与《唐志》所载卷数不合。晁公武《郡斋读书志》，谓好事者从《内经·仓公论》中抄出，名为古书，亦毫无实据。

予谓此等专门家之书，昔时传者颇多，皇甫谧所见已有三种，实尚不止此数也。《灵枢》亦此类书之一耳。必欲以配《素问》为《内经》十八篇之九，固非。然其确为古籍，则断断无可疑矣。《针经》等书，当皇甫谧时，必已极难读，所谓错互非一也，故谧重定之为《甲乙经》。《甲乙经》既成，当时必推为善本，《针经》等书遂罕传习。观马嗣明与崔彧传，皆以《甲乙经》与《素问》并举，可知其书遂在若存若亡之间。隋时仅存，迄唐而亡，至宋乃复得之高丽，固理之可信者也。

八、《神农本草经》考证

本草之名，始见于《汉书·平帝纪》元始五年，征天下通知逸经、古纪、天文、历算、钟律、小学、史篇、方药、本草及以五经、《论语》《孝经》《尔雅》教授者，所在为之劝驾，轺传遣诣京师，至者数十人。及《楼护传》，《传》云：护少随父为医长安，诵医经、本草、方术数十万言。乃学科之名，非书名也，故《汉志》经方十一家二百七十四卷，无以本草名者。至梁《七录》，乃有《神农本草经》之名，而《隋志》同之，则犹今人言药物学书耳。神农本草四字，为学科之名，经字为书名。盖针灸之术，必深明于人之藏府经脉，非若药剂之易施，其为用较广，故其书亦较通行也。其著之简策，盖亦在晚周之时，陶弘景所谓与《素问》同类者也。

其书专家相传，颇多窜乱，至弘景始从事于校理。其言云：世传《神农本草》只此三卷，所出郡县，多后汉时制，疑仲景、元化等所记。案：仲景、元化，为当时医家两

13

大师，故举以概其余。言若仲景、元化一流人，非实指仲景、元化也，下吴普、李当之徒同。又有《桐君采药录》，说其花叶形色；《药对》四卷，论其佐使相须。魏晋以来，吴普、李当之徒，更复损益，或五百九十五，或四百四十一，或三百一十九，或三品混杂，冷热舛错，草石不分，虫兽无辨。且所主治，互有得失，医家不能备见，则知识亦有浅深。余辄苞综诸经，研括繁省。以《神农本经》三品合三百六十五为主，又进《名医别品》三百六十五，合七百三十种，精粗皆取，无复遗落，合为七卷云云。盖合诸专家所传，而折衷于一是也。自是以后，历代相因，屡加修辑。其在唐显庆中，苏恭、长孙无忌等，奉敕所修者，世谓之《唐本草》，亦曰《唐新修本草》。孟蜀时韩保[1]昇又奉命重修，稍增注释，世称《蜀本草》。宋太祖开国，命刘翰、马士等修辑，士又为之注。先是，唐开元中，有陈藏器者，撰《本草拾遗》十卷，以补《名医别录》之阙，及是亦采入焉，是为《开宝新详定本草》。后以或有未合，又命翰等重加详定，为《开宝重定本草》。嘉祐时，掌禹锡奉敕加注，为《嘉祐补注本草》。大观中，蜀人唐慎微，兼合诸家，兼采经史中言医事者，随类附入，名曰《证类本草》，于诸本中称最

---

① 保，原作"休"。

善焉。盖自李时珍《纲目》以前，官修者凡五，私修者凡二，实皆以隐居所修为蓝本，而辗转附益者也。

古代所传之《神农本草经》，至陶弘景时已多窜乱，弘景始为之分别。于旧所传者，书之以朱；后来所附益者，书之以墨。其所分别，固未必尽当，然终相去不远。嗣后辗转相传，淆乱又甚。《开宝新详定序》所谓"朱字墨字，无本得同；旧注新注，其文互异"者也。然淆乱虽甚，其区别卒未尝废，至《证类本草》犹然。后世考古之士，斤斤焉欲求《神农本经》之真面目于百一者，其所据犹《证类本草》之黑白文也。《证类本草》清代所传，凡有二本：一为明万历丁丑翻刻元大德壬寅宗文书院本，前有大观二年仁和县尉艾晟序，《书录解题》称为《大观本草》，盖因此；一为成化戊子翻刻金泰和甲子晦明轩本，前有政和六年提举医学曹孝忠序，故此本亦称《政和本草》。二本相较，大观本朱书墨盖，较为分明，而《四库》转以政和本著录，非知言也。厥后孙星衍及从子冯翼，字凤卿。校辑《神农本草经》，所据者即大观本之黑白文也。又就《御览》所引，云生山谷川泽者，定为《本经》；其有郡县名者，定为后人羼入，刻入《平津馆丛书》中。然《神农本经》，李时珍《本草纲目》亦载其目，与孙氏所辑大异。其后

15

顾观光字尚之。又别辑一本，刻入《武陵山①人遗书》中，则皆以李氏所载为据者也。平心而论，时珍网罗虽富，辨别古籍，初非专长，其所厘定，岂能胜于唐慎微？然《开宝新详定序》已云"朱字墨字，无本得同；旧注新注，其文互异"，则慎微所定，又岂必近古乎？又况泰和中所刻政和本，有大定己酉麻革序及刘祁跋，并云：平②阳张存惠，将寇宗奭《本草衍义》增入，而大德本亦然。盖元人复刻时又从金本转录也。则今所传《证类本草》又非唐氏之旧矣。日本望三英有刻本，云系家藏旧本，未为张存惠③所窜乱，不知信否。如是而欲引为古据，不亦谬乎！

要之，古书之传播愈广者，其窜乱亦愈甚。今日医家各种古籍，皆尚可从事校理，独《本经》则竟无良策也。《汉志》所谓经方家，当兼方药二者言之。然后世方书，传者极多，而本草则只此一种。且不必后世，即《汉志》所载十一家，其九家固为方书也。《汤液大法》三十二卷，不知为方书抑药书。《神农黄帝食禁》七卷，《周礼》贾疏引作"良药"，孙星衍谓"禁"字当讹，"食药"即本草之类。又《周礼》郑注：五药，草木虫食谷也。其治合之剂，则存乎神农子仪之术。贾

---

① 山，原作"小"。

② 平，原作"中"。

③ 惠，原作"忠"。

疏引《中经簿》，有《子仪本草经》一卷，或出陶氏所传之外，然亦仅此耳。盖古代格物之学不明，只知用药以疗疾，而不复知考求药性之本原，今人所谓知有术而未足与于学也。

九、《伤寒杂病论》考证

　　《内》《难》《本经》而外，医家古籍，无过仲景之《伤寒杂病论》。案：史载仲景书目甚多，梁《七录》有《黄素方》二十五卷，《伤寒身验方》一卷，《平病要方》二卷；《隋志》有《疗妇人方》二卷，《张仲景方》十五卷；新旧《唐志》亦载《仲景方》十五卷；《宋志》又载《脉经》《五脏荣卫论》《五脏论》《疗黄经》《口齿论》各一卷。陈自明云：男子妇人伤寒，仲景治法别无异议。比见民间有《妇人伤寒方》，书称仲景所撰，而王叔和为之序，以法考之，间有可取，疑非古方，特借圣人之名以信其说于天下也。观此，则诸史所载，亦不免依托矣。孙真人称，江南诸师秘仲景要方不传，其所秘者，岂果尽出于仲景哉？盖自汉而后，明于针灸者惟元化独传，长于方药者则仲景最著，二人实为当时两大师，故从而依托之者众也。观魏晋而后论列医家者，恒以元化、仲景二人并举可知。然书虽不必果出仲景，其中亦必多存古方，而今竟无一传者，可惜也。范、陈二史，皆不为仲景立传，论者多疑之。余谓此无足异也，古之视医，不过执伎事上之流，越人、元化，盖亦后世草泽铃医之类耳。仲景尝为太守，则史家不复厕之方伎之列矣，然医家则固奉为大师也。

十、《金匮要略》考证

　　《伤寒杂病论》序文自言凡十六卷。《隋志》不载此书，而注引梁《七录》，有《张仲景辨伤寒》十卷。《唐书·艺文志》载《伤寒卒病论》十卷。案：卒病为杂病之讹，见郭雍《伤寒补亡论》。今诸篇皆冠以辨字，则《唐志》所谓《伤寒卒病论》者，实即梁《七录》所谓《辨伤寒》。其卷帙与《论集》所言不符者，盖全书论伤寒者十卷，杂病者六卷，后人析而为二。《七录》《唐志》所载，皆其论伤寒之十卷，而《唐志》又以冒全书之名也。此书尝改题曰《金匮玉函方》，《证类本草》所引悉然。观《周礼》贾疏"疾医"，已有张仲景《金匮》之名，则其由来已久。《晋书·葛洪传》，洪著药方百卷。《肘后方》及《抱朴子》皆云所撰名《玉函方》，则玉函盖古时方药书之通名。然《外台》所引，均仍称《伤寒论》，盖从其朔也。宋时析行之《伤寒论》十卷犹存，而论杂病之六卷久亡。

惟有一本，将全书十六卷删节为三卷者，名《金匮玉函要略》，尚存于馆阁中。其书上卷论伤寒，中论杂病，下载其方，并疗妇人。王洙于蠹简中得之，以其论伤寒者，文多简略，但取杂病以下至服食禁忌，二十五篇二百六十五①方，而仍其旧名。见《书录解题》。林亿等校理，又取此二卷分为三卷，以符原定之数，而改名曰《金匮方论》，即今《金匮要略》也。盖自针灸之术失传，中国医家治病，惟藉方药一科。然古书或有方而无论，或有论而无方，求其方、论兼全，传之最古而条理分明者，莫要于《伤寒》《金匮》两书，而其阙佚不完又如此。盖医学之有待于张皇补苴者多矣，学者其可专己以自封哉！《伤寒论》刻本精者颇少，《武陵山人遗书》中翻宋本较善。

---

① 五，似应作"二"。

十一、古代脉经

脉学原起亦甚古，近人多诋其术之不足恃。然古言四诊，切本居末。后世医论，遇有证、脉相违者，亦多主舍脉从证；间有主舍证从脉者，则必逆知此证将有变动，不当徒泥目前之证以施治，而此证究竟将有变动与否，则借脉象以参之，非徒恃切脉遂可治病也。故切脉者，诊察之一术，而未足语于诊察之全也。然世之知医者少，皆视医为神妙不测之事，以证为人人所共见，脉为医家所独知，遂谓医之于脉，别有不可言传之妙，而医家亦藉此自炫，以欺愚昧。其流末几谓专凭脉象，便可治病，甚至所谓太素脉者，可以决人生休咎，是皆惑世之谈，非学人之论也。夫诊察之术，望闻问切，四者岂足尽之？然今之医家，于望闻问三者，讲求尚罕，遑论其他！此诚中医之过。然谓脉不足尽诊察之术则可，谓其并非诊察之一术则不可。且中医数千年来，以他种实验之术均不讲求，故乃独致力于脉，其凭虚臆度，谬妄可笑之论诚极多，亦间有辨析精微足资参证者，固未可一笔抹煞也。

古代脉学蒐辑之功，首推王叔和《脉经》一书，包孕弘富，后世言脉学者，卒莫能越其范围。且所引古籍，多与今本不同，《内》《难》《伤寒》，皆资参证，诚医学之至宝矣。此书隋、唐《志》皆著录，五代时仅有传本，且讹夺特甚。宋熙宁中，出内府藏本，令林亿等校雠刊板行世，然其传不广。嘉定间，陈孔硕以所得福建本刊之广西漕司。元泰定四年，柳赟、谢缙荪复刻陈本于江西宗濂书院。明吴勉学《古今医统》，亦有刻本，颇多谬误。万历三年，福建参政徐中行，属袁表校刻，校雠少精，而又有以意删改处。清《四库》未著录。道光时，嘉定王铉始以所藏旧抄本，与元泰定本、明童文举重刻袁表本及赵府居敬堂本，互校刊行。同时金山钱熙祚亦得是书，刻入《守山阁丛书》中。光绪辛卯，建德周学海又合校钱、黄二本，刻入所刊《医学丛书》中焉。盖此书若存若亡者几二千年，几亡而幸存者数矣。中国医家皆好言脉，而卒莫肯研讨是书，俗陋之脉学则纷纷而起，亦可见医家真能治学问读古书者之少也。《伤寒》中之平脉、辨脉，亦当出于叔和。

十二、古代针灸经

　　针灸家之书，为晋以后人所辑者，当以《甲乙经》为最古。此书自言本于《针经》及《明堂孔穴针灸治要》，则《内经》十八卷中《针经》九卷之遗，实于此书见之。且针灸之术，通者较少，故其传书，讹夺尤甚。当谧时，此三书者既已错互非一，而谧实为之校正，则读古代针灸书者，尤当以此为据。此外隋、唐《志》所载诸书多亡佚，惟汉窦汉卿之《针经指南》存。

　　《黄帝虾蟆经》一卷，日本人所刻，论月中逐日虾蟆、兔之生长，及人气所在与之相应，不可针灸等说。原有识语，谓《隋志》有《黄帝虾蟆忌》一卷，当即此书。又《太平御览》引《抱朴子》：黄帝经有虾蟆图，言月生始二日，虾蟆始生，人亦不可针灸其处。《隋志》又有《明堂虾蟆图》一卷、徐悦《孔穴虾蟆图》三卷，则似晋宋间其说已行于世。《史记·龟策列传》，有月见食于虾蟆之语，则其书似出于汉人云云。案：日本人所云中国古籍，亦有不可尽信者，然此书则似非伪造也。

十三、隋唐间医籍

　　此外古代医家之书为隋唐人所辑存者，当推巢元方《诸病源候总论》、孙思邈《千金方》、王焘《外台秘要方》三书。《病源》六十七门，千七百念篇，为古代医论之渊薮，其书为隋时诸医奉敕所撰，而巢元方总其成。见《四库提要》。以儒家之书譬之，犹孔颖达之《义疏》也。《千金》《外台》，皆以方为主，所收既博，而又多出古来专家之传授，迥非后世凭虚臆度自制一方者可比，亦医家之鸿宝也。《千金》《外台》，卷帙浩博，后世能羽翼之者极寡。惟清张璐有《千金方衍义》三十卷，又《千金宝要》十七卷，附"论"及"千金须知"，为十八卷。宋宣和中，郭学士思删节《千金方》，而作刻石华州公署。明正统、景泰间，俱有木石刻本。隆庆六年，秦王守中复刻石耀州孙真人庙。清《四库》未著录。孙星衍得明刻拓本，刻入《平津馆丛书》。

　　其托名古书，而实不可信者，则有《肘后备急方》

《中藏经》《褚氏遗书》三种。《肘后方》本名《肘后卒救方》，为晋葛洪所撰，陶弘景补其遗阙，都百有一首，改名为《肘后百一方》。隋时陶书已亡，而葛书迄赵宋犹存。见《隋书·经籍志》及《宋史·艺文志》。金杨用道取《证类本草》所载诸方，随证附入，名为《附广肘后方》。元至元间，有乌某者，得其本于平乡郭氏，始刻而传之，段成式为之序，称葛、陶二君共成此书，而不及杨。明嘉靖中，知襄阳府吕容又刻之，并列葛、陶、杨三序于卷首，书中凡杨氏所增者，别题附方二字，列之于后，而于葛、陶二家之方，则不加分别。案：陶书当隋已亡，乌氏焉得而刊之？乌氏且未得杨氏《附广》之本，吕氏又孰从而得之？其为伪托显然矣。《中藏经》托之华佗，前有邓处中一序，称佗得是书于公宜山老人，已为佗外孙，因佗殁后示梦，得之石函中。《褚氏遗书》则托之南齐褚渊，谓黄巢时群盗发冢。得其石刻，有萧渊者，其父见之载归，遗命即以为椁，而渊叙其事，亦刻诸石。僧人义堪，复得之萧氏冢中云。立说诡诞，词尤鄙浅，其为伪托，更不俟论。然二书立论处方，皆颇合古谊。且叔和《脉经》已引《华氏内照法》中语，周密《癸辛杂识》亦引诸①书非男非女之身一条，

---

① 诸，似应作"褚"。

则亦有古书以为之据。二书均至《宋史》始著于录，盖唐末五代人所伪造也。《中藏经》，《通志·艺文略》及《书录解题》均著录。《宋史》作《黄氏中藏经》，黄字盖华字声误。其书宋元间传抄颇广，明吴勉学始刻入《古今医统》中。清孙星衍两得元人写本，均称赵文敏书，以校吴本，每篇夺误各数百字，方、药分两，亦均被删，乃校定为三卷，刻入《平津馆丛书》中。然此书别有坊本，讹夺难读，而后别附《方》一卷，《内照法》一卷。周学海刻《医学丛书》，又取其方及内照法，刻诸孙氏三卷本之后。然钱塘胡氏《百名家丛书》及《格致丛书》亦刻此书，又有《内照法》一卷，周氏又未之见也。

十四、宋明间医方

中国经籍之传世者，至宋而始多，盖锓板之术盛于是时使然。然医家之书，经宋人蒐辑传世者，医经类甚少。同一经方也，本草类亦甚少，而方书独多。盖医理深邃，非尽人所能知，方药则事足便民，好蒐辑之者较众，而流传亦易。但格物之学不明，徒知蒐辑成方以治病，而不复能研究药性，所谓知有术而未足语于学也。职是故，医经及经方中，本草一类之书，传者遂少，虽欲蒐辑之，亦有无所取材之叹。中国历代政府，重视医学者，无过于宋。当时官纂之书，《本草》而外，亦不过《局方》及《圣济总录》二书，卒不能如隋代之采辑众论，以成《病源》。则医家专门授受之学，至宋而日以亡失，概可知矣。此以辑旧说成书者言，至于宋人之自创新说者不在此限。

《太平惠民和剂局方》凡十卷，成于元丰中。时诏

29

天下高手医，各以得效秘方进，下太医局试验，依方制药鬻之，仍摹本传于世。见《读书志》。政和中，徽宗御撰《圣济经》十卷，又集海内名医，出御府禁方，共相讨论，成《圣济总录》二百卷。二书虽驳杂不纯，然前此专家之遗，多在于是，终可宝也。岳柯《桯史》，尝讥《和剂局方》用药差伪，以补虚门中山等丸，误写牛黄清心丸之后。盖官修之书，往往不免如此。《局方》尚有完本，《圣济总录》久而佚脱，清程云来购求残阙，用力至勤，尚阙百七十三至七十七，五卷，就其所得，删录为《纂要》二十六卷。后震泽汪鸣珂，又展转蒐补重刻之，中只三卷，有漫漶者百有三行，余皆完好矣。

　　其私家所辑，传于今者，则有王衮之《博济方》五卷，此书传本久佚，清开四库馆时，从《永乐大典》中辑出，其中方药多为他书所未载。沈括之《苏沈良方》八卷，此书本沈括所辑方书，后人以苏轼《医论》附入，改名为《苏沈良方》，实未妥。陈直之《养老奉亲书》一卷，元邹铉续撰三卷，改名《奉亲养老新书》。洪遵《洪氏集验方》五卷，遵字景严。此书久佚，李时珍《本草纲目》征引宋代方书亦未及。清嘉庆中，吴县黄丕烈得宋本刻之。董汲《旅舍备要方》一卷，王贶《全生指迷方》四卷，《宋艺文志》作三卷，久佚。清四库馆从《大典》中辑出，改为四卷。许叔微《普济本事方》十卷，夏德《卫生十全方》三卷、《奇疾方》一卷，清四库馆从《大典》辑出。吴彦夔《传信适用方》二卷，东轩居士《卫济宝书》二卷，袁永之影宋刻本。严用①和《济生方》八卷，清四库馆从《大典》辑出。史堪《史载之方》一卷，堪字载之，周学海《医学丛书》中有之。张锐《鸡峰普济方》三十卷，此书第一卷为诸论，盖锐所自撰，以下念九卷，皆裒②萃成方，各分门目。《宋志》作张锐《鸡峰备急方》一卷，马氏《经籍考》同，今为全书中之第三十卷，盖别有此单行刻本也。《本草纲目》引，亦称《鸡峰备急方》，则亦未见他卷。道光八年，长洲③汪士钟得南宋刊本复刻之，目录阙一至九叶，第十卷五叶，二十卷十五、十六叶，二十二卷四、五叶，二十五卷半叶以下，二十三卷一至十一叶亦皆阙，余均完好。王璆《是斋百一选方》二十卷，日本宽政己未，医官千田子敬，假荻元凯所藏元本重刻。璆字孟玉，山阴人，是斋其号。仕为汉阳使，其人非医，而前有章楫④序，谓其生长名家，畜良方甚富。千田氏亦谓，试之刀圭，屡获奇效云。陈造《江湖长翁集》谓是书撰集，凡十九年乃成，盖亦非苟焉而已。全书凡三十一门，为方千余。《曝书亭集》有此书跋，谓《书录解题》载此书三十卷，《宋志》作二十八卷，而其所藏本，止二十卷，与千田氏所刻同。王硕《易简方》一卷，此书中国亦佚，予所见者，为日本文化十三年，和气惟亨校刻本。硕字德肤，书中往往引用三因玄兔煎，则在此二书之后。自序谓取常

---

① 用，原作"周"。
② 裒（褒），原作"褒"。
③ 洲，原作"州"。
④ 楫，原作"璆"。

31

用之方，可以外候用者，详著大义于篇，以治仓卒之病、易疗之疾，轻者自愈，重者亦可藉此以待招医云云。盖为不知医者而设。**施发《续易简方论》六卷。**发字政卿，永嘉人，以攻王硕《易简方》，不待识脉明证之非为主，谓与德肤早岁有半面之好，以人命所关，不容缄默云云，则与硕同时人。其今已亡佚者，尚不在此数。

迄于元代，此风未沫。其书之传于今者，有萨理弥实《瑞竹堂经验方》五卷，四库馆从《大典》辑出。危亦林《世医得效方》二十卷，积其高祖以下五代所藏医方而成，所载古方甚多。而明周定王之《普济方》起而集其大成。《普济方》四百二十六卷。惟第三十一卷眼科五百八十八方有单行刻本，见《冷庐医话》。明代藩王多好方书者，又有《医方选要》十卷，为蜀献王侍医周文采所篡；《鲁王府秘方》四卷，为鲁王府侍医刘应泰所辑；周定王又有《救荒本草》四卷云。盖蒐葺医方之风，起于唐而盛于北宋，其流风余韵，迄明清犹未艾也。

十五、五运六气说

　　中国医学，至宋而新说肇兴，非得已也。盖万事万物，必有一理存乎其间，必得其理，然后可以应用于无穷。古代专门授受之医学，魏晋而后，既已浸失其传，其为后人所辑存者，皆不免于残阙不完。夫古代之医学，即使尽存于今，其理亦未必可据；况其所存者，又皆残阙不具之说乎！然学术之真，必存于事物，后世解剖之学，既已绝迹，偶有其事，不得云学，见后。形下之学，又日湮晦，欲明医理，果何所据以资推求哉？于是冥心探索，其说转遁入于虚无，而五运六气之说兴矣。

　　五运六气之说，非后世医家所臆造也。而缪仲淳极攻之，其言曰："五运六气之说，其起于汉魏之后乎？张仲景汉末人，其书不载也；华元化三国人，其书亦不载也。前之则越人无其文，后之则叔和解其说。今之医者，学无原本，侈口而谈，动云五运六气，将以施之治病，譬犹指算法之精，为事物之实，岂有不误哉？"其言卓然不惑，可谓豪杰之士。

然以五行配五藏，今古文家皆有之，今文家说同《素问》。古文家则曰：脾木也，肺火也，心土也，肝金也，肾水也。六气之说，亦明见左氏，安得尽指为虚诬？盖中国自西周以前，本为阴阳五行之世界；东周以后，其说渐破，至汉遂成强弩之末；魏晋而降，玄学大兴，而其说摧陷廓清殆尽矣。夫在古代，礼乐兵刑，政教之形质也；阴阳五行，政教之魂神也。然后世儒者，多言礼乐兵刑，而罕谈阴阳五行者，何也？以人心变动，恒先乎事物。欧人新婚后，夫妇相偕出游，乃野蛮之世，掠夺得妇，以避女党之反攻。今掠夺得妇之俗久变，而新婚夫妇相偕出游之风仍在，此其一例也。而阴阳五行之说，不足以范围后世之人心故也。医家则何以异此？张仲景之《伤寒》，自言撰用《五行大论》，见《论集》。而《素问》一书，魏晋后医家亦皆诵习勿替，然卒不言五运六气之说者。明堂之图、针灸之法、本草之经、脉学之诀，犹儒家之有礼乐兵刑；五运六气之论，犹儒家之有阴阳五行也。然当解剖之学既已废绝，形下之学又日湮晦之时，而欲求一说使足以包括一切，则舍五运六气之论固莫属矣。

34

十六、刘河间学派

医家新说盛于金元，而实起于北宋。有刘温舒者，始撰《素问入式运气论奥》三卷，而以《内经·素问遗篇》附刊其后，是为言运气者之始，沈括之徒深信之。又有寇宗奭者，撰《本草衍义》二十卷，始论及运气，前此所未有也。及刘河间出，而新说大盛。河间撰《素问玄机启病式》一卷，阐明六气皆从火化之理，又撰《宣明论方》三卷，其用药多主寒凉，始与《局方》立异。案：今本《河间六书》，乃明吴勉学所辑，凡《原病式》一卷、《宣明论方》十五卷、《病气机宜保命集》三卷、《伤寒医鉴》一卷、《伤寒直格方》三卷、《伤寒标本心法类萃》二卷、《伤寒心要》一卷、《伤寒心镜》一卷。考《保命集》为张元素所撰，《医鉴》马宗素撰，《心要》刘洪撰，《心镜》常德撰，实止四种。而《宣明论方》自序云三卷，今乃得十五卷，《标本直格》亦多舛乱。《四库书目》谓其竟出依托，勉学谬不至此，疑后来坊贾所为也。又《三消论》一卷，相传为河间书，周澂之有评注本。自是以后，《宣

35

明论方》行于北,《局方》行于南,俨然成对峙之势焉。

　　河间之学,再传而为罗知悌,由知悌传诸丹溪,大畅古方不可治今病之论,谓欲起度量、立规矩、称权衡,必于《素》《难》诸经。<small>见戴良《九灵山房集·丹溪翁传》。</small>其所撰《局方发挥》,力辟温燥之弊,始明目张胆以与《局方》为难,其论治以补阴为主,虽曰自创一家,实则承河间而渐变焉者也。<small>丹溪之书,凡《格致余论》一卷、《局方发挥》一卷、《金匮钩玄》三卷,皆有通行本。其《治法心要》八卷、《医要》一卷、《脉因证治》四卷,传本较^①少。周澂之以《金匮钩玄》同刻入《医学丛书》中。又《脉诀指掌病式图说》一卷《医学发明》一卷《活法机要》一卷,惟《古今医统》中有之。与丹溪同宗河间者,有张子和所著《儒门事亲》,多以攻伐为宗。传丹溪之学者,有戴原礼,尝著《推求师意》一书,以阐丹溪之学。原礼之学,传诸祁门汪机,所著《石山医案》,亦皆以丹溪为宗。此书凡三卷,实机弟子陈桷^②所编,坊刻《石山》八种。于此书外,又有《素问抄》三卷、《运气易览》三卷、《外科理例》六卷、《痘治理辨》一卷、《针灸问答》二卷,皆机作,其《脉诀刊误》二卷,实戴启宗之书,《推求师意》二卷,则机所辑戴原礼之书也。</small>而浙中之同时景从者,又有虞抟、王纶,亦丹溪一派之学也。<small>纶所撰《明医杂著》,主寒凉最甚。</small>

---

　　① 较,原作"校"。

　　② 桷,原作"桶"。

十七、李东垣学派

少后于河间而崛起于北方者，有张洁古。李濂《医史》载洁古尝为河间疗伤寒，然其学非出自河间者也。所著《珍珠囊》三卷，始创引经报使之说，而用药之法一变。又有《藏府标本药式》一卷，在《医学指归》及周澂之《医学丛书》中。其学传诸东垣，倡土为万物母之说，著《内外伤寒辨惑论》《脾胃论》《兰室秘藏》各二卷，俗传《东垣十书》，于此三书外，又增入《崔真人脉诀》一卷，云杲[①]所评。此外则为朱震亨《格致余论》《局方发挥》，王复之《溯洄集》，齐德之之《外科精义》，王好古之《汤液本草》《此事难知》。极论寒凉峻利之害，实于河间、丹溪外别树一帜。其所著《用药法象》，亦主阴阳升降浮沉之说，与洁古同。自制诸方，动至一二十味，而古来经方之面目，亦大变矣。东垣入室弟子为王海藏，亦

---

① 杲，原作"果"。

尝受业洁古。海藏著《汤液本草》三卷，大畅东垣、洁古之绪论，又著《医垒元戎》十二卷、《此事难知》三卷、《阴证略例》一卷。东垣治伤寒之书已不可见，书名《伤寒会要》，《元遗山集》中有其序。其法实当于此书求之。而其晚年高弟为罗天益，尝承师命作《内经类编》一书，书不传，序见刘因所著《静修集》中。实居张景岳《类经》之先。盖举一切治病用药之法，而悉归本于《内经》，实至东垣而集其大成也。

十八、张景岳学派

继东垣而起者为景岳，景岳之学，既攻河间、丹溪，亦攻东垣。东垣曰：相火为元气之贼。景岳则云：相火为元气之本。一以补阳为主，后来医家，不分内伤外感，动云补正，补正则所以祛邪，实景岳有以开之。又时引《易》理以言医，较之但言运气者，尤为诞谩。然所著《景岳全书》，网罗诸科，僭称谟典，几有包括一切之概，医家之崇奉其说者亦颇多。《景岳全书》，曰传忠录，曰脉神章，曰伤寒典，曰杂证谟，曰妇人规，曰小儿则，曰痘证诠，曰外科铃，曰本草正，曰新方八阵，曰古方八阵，曰妇人小儿痘疹外科方，凡六十四卷。

十九、薛立斋学派

　　明代医家有网罗各科之概者，无如薛立斋。立斋本世为太医，其治法不免貌似中庸，而实流于乡愿。徐灵胎以其用药偏于刚燥，遂与景岳连类而同讥，其实非也。观其十三科一理贯之之论，外感遵仲景，内伤宗东垣，热病用河间，杂病主丹溪之说，则原欲奄有众长，特志有余而才识俱不足，遂不免流为乡愿耳。世所行《薛氏医案》，于十三科之学，几于靡所不包。正骨一科，前此传书极少，薛氏书中独有之。清修《医宗金鉴》伤科之书，即取于是，其功亦未可没也。《薛氏医案》凡七十八卷，其自著者，为《外科枢要》四卷、《原机启微》三卷、《内科摘要》二卷、《女科撮要》二卷、《疬疡机要》三卷、《正体类要》二卷、《保婴粹要》一卷、《口齿类要》一卷、《保婴金镜录》一卷；订正前人之书，为陈自明《妇人良方》二十四卷、不著撰人《外科精要》三卷、王纶明《医杂》六卷、钱乙《小儿真诀》四卷、陈文中《小儿痘疹》一卷、杜引《伤寒金镜录》一卷、立斋父①铠《保婴撮要》二十卷。

二十、赵献可学派

薛氏之流失，为赵献可一派。《医贯》一书，几欲以八味、六味二丸统治天下之病。徐灵胎著《医贯砭》痛斥之。宗赵氏之学者，在清有高鼓峰、董废翁、吕晚村。高氏《医宗己[①]任编》中"四明心法"一篇，于八味、六味二方论列最详，读之可见此派宗旨之所在。晚村《东庄》一卷，凡五十八案，无一案不用人参、地黄者，可谓奇谈。废翁有《西塘感证》三卷，其作法亦宗高、吕二家。此三书有光绪十七年旌[②]德王汝谦补注合刻本。

---

① 己，原作"已"。
② 旌，原作"施"。

二十一、李士材学派

　　明末诸家中虽无特见，而大体平正不颇者当推李士材。《松江府志》列士材所著书，凡数十种。《江南通志》则惟载《伤寒括要》《内经知要》《本草通玄》《医宗必读》《颐生微论》五种。今行世者，此五种外，亦惟士材三书中之《诊家正眼》《病机沙篆》两种而已。其一为《本草通玄》。疑《松江志》之言，不尽实也。诸书中，《医宗必读》通行尤广，颇平易有裨初学，惟以诸血证书入虚痨，贻误亦颇巨。凡士材书原非尽出自撰也。士材之学，一传为孙朗仲，再传为马元仪，三传为尤在泾。《病机汇论》十八卷，本朗仲所辑，元仪晚年与在泾参订成之。凡分六十门，首脉，次因，次证，次治，辑前贤方论，皆终于士材，实士材一派之学最完全之书也。元仪《印机草》一卷，附此书后。

二十二、唐宋学说之异

唐以前之医家，所重者术而已，虽亦言理，理实非其所重也。宋以后之医家，乃以术为不可恃，而必推求其理，此自宋以后医家之长。然其所谓理者，则五运六气之空理而已，非能于事物之理有所真知灼见也。惟重术，故其所依托者，为专门授受之大师，而不必谬托于神灵首出之人以为重。如孙真人时，江南诸师所秘要方，皆云出自仲景是也。又如前所载王勃《难经序》，虽亦溯其源于黄帝、汤、文，然其意在自诩其授受之有本，与宋儒之所谓道统，自谓遥接二帝三王及周孔之心传者不同。惟重理，乃以儒家所谓道统者，移而用之于医家，于是神农、黄帝犹儒家之二帝三王，仲景、元化犹儒家之有周公、孔子矣。于是言医者，必高语黄、农，侈谈《灵》《素》，舍是几不足与于知医之列矣。率是道而行之，其第一步必以己意注释古书，而蔑弃前此专家相传之说；其第二步必且以己意窜改古书，或删其衍，或补其亡,或移易其篇第矣。此风也,其在儒家开于宋,而横决于金元,医家亦然。

二十三、宋学之弊

　　宋学末流之弊，在于过尊空想，遂致凭臆见以进退，古人所谓六经皆我注脚，实其致误之原也。夫为学之道，一本散为万殊，万殊归于一本。孔子所谓"一以贯之"，孟子所谓"博学而详说之，将以反说约也"。名学家归纳、演绎二法，实即此理。宋学之兴，原因汉唐儒者过于泥古，而不复能推求其所以然，以致穷而思变，故其为学之法，莫不偏重于演绎。夫推论事物，必有其所凭之理，犹几何学之有公理也。本公理以释题，必有所据之理，所据之理不误，而后其所释之题不误。语不云乎：差以毫厘，谬以千里。宋学之始，虽或偏重空想，然其所执之理，固犹从推求事物而得，虽有差谬，不至大甚也。及其后来，乃不复推求事物，而惟执宋儒所说之理以为理，即就此理推衍之，以得其所谓理者，更执此推衍所得之理，以为推衍之资，而其差谬有不可胜穷者矣。宋学末流之横决，弊实由此。我国古代专门授受之医学，魏晋而后，统绪久亡。自宋以后之医学，实由医家以意推阐得之。其人多本治儒学，即非儒家，亦不能无囿于风气，遂移儒者治经谈道之说，以施之于医，而其纷纭不可究诘矣！

二十四、灵素学

《素问》非古代医家之金科玉律也。仲景《伤寒》自言撰用《素问》，而书中曾未引及《素问》一语，可知证脉方药，医家自有真传。如《素问》之注重学理者，不过借资参证耳。自宋以后，言《素问》者始渐多。明以来，乃更奉为天经地义，而又益之以《灵枢》。元吕复著《群经古方论》，尚不信《灵枢》为古书。其从事于注释者，则有马莳之《素问注证①发微》、张志聪之《素问集注》、高士宗之《素问直解》。其分类纂辑者，则有滑伯仁之《素问抄》、此书采王注甚略，明丁瓒有《素问抄补正》十二卷，汪机有《续素问抄》九卷，皆多采王注以补之。张景岳之《类经》。清虞庠有《类经纂要》三卷，王廷俊为之注，廷俊弟子陈滋和刻之浙江。庠字西斋，归安人。廷俊字寿芝，成都人。滋和，繁江人，为浙江连市巡检。而

---

① 注证，原作"证注"。

其言错简者，则始于黄坤载，坤载著《素问悬解》，谓《本病论》实在《玉机真藏论》中，《刺志论》误入《诊要经》中，《刺法论》误入《通评虚实论》中，又谓《经络论》乃《脾部论》之后半篇，《脾部论》乃《十二正经经络论》之正文。悉取以补阙，仍还八十一篇之旧。其注《灵枢》，亦动以错简为言，可谓勇于自信者矣。然《素》《灵》二书，实皆有讹乱，《灵枢》尤难读，诸家之言《素问》者孔多，而能治《灵枢》者，卒无其人也。《素》《灵》二书，互相复重，又有自相矛盾者。汪昂《素灵类纂约注》，以《素问》为主。沈又彭《医经读》分平病诊治四门，就二书去其矛盾，而存其可信者，颇合盖阙之义。盖自明以来，《素》《灵》二书，成为医家之圣经贤传，凡著书几无不节抄二书以冠其首，单行之节本尤多，皆不足语于著述也。

二十五、难经学

　　黄坤载可谓医家中言错简之一大家也。前世治《难经》者，吴有太医令吕广、歙县尉杨玄操，宋有丁德用、虞庶、周与权、字仲立。王宗正，字诚叔。金有纪天锡、字齐仲。张元素，元有袁坤厚、字淳甫。谢缙孙、字坚白。陈瑞孙，字廷芳。皆仅散见于滑伯仁《难经本义》中。周学海又有增辑本，仍以滑氏书为主，名《增辑难经本义》。伯仁而后，注释者亦有数家，为①张世贤之《图注难经》等。皆因袭旧文，无所心得，等诸自郐。今言《难经》，当以滑氏书为古义之渊薮矣。坤载著《难经悬解》，始亦谓旧本有讹，多所更定，仍其治《内经》之故智也。其后徐灵胎著《难经经释》，又援《内经》以攻《难②经》，其实《内》《难》同为专

---

　　① 为，似应作"如"。
　　② 难，原作"内"。

家相传之书，未必《内经》果出岐黄，为天经地义而不可变，徐氏必是彼而非此，亦未免依傍门户之见也。又有丁锦者，字履中，号适庐老人，乾隆时松江人，尝著《古文难经阐注》二卷。自序谓游于武昌，客参政朱公所，得读古本《难经》，以校今本，误者有三十余条，因而为之阐注云云。丁氏所见之本，岂能古于滑伯仁？则亦明人之意为窜乱者耳。

二十六、伤寒学学派

诸古书中，诸家言错简最甚者，尤莫如《伤寒》。按：伤寒二字，古有二义，一为外感之总称，一为专指外感中之伤于寒者。《难经》云：第五十八难。伤寒有五，有中风，有伤寒，有湿温，有热病，有温病。伤寒有五之伤寒，是总称外感兼包风寒湿热而言。有伤寒之伤寒，指外感中之伤于寒者也。《外台》许仁则论天行病，谓此病方家呼为伤寒，亦指总称外感之伤寒言之。《外台》所集论伤寒者凡八家，张仲景、王叔和、华佗、陈廪、丘范、《小品》《千金》《经心录》，惟仲景有专书传世。仲景之书十六卷，论伤寒者居其十，此十卷之盛行，又远非论杂病之六卷所及。盖天行之病，传染广而死亡多，其危险又非杂病比也。夫天行之病，变化万端，原无从执古方以治今病，况古代诸家存者，惟一仲景，而其书又窜乱讹夺，不尽可据乎。其有待于后人之张皇补苴，固不俟论。

故自宋而后，论伤寒之书亦独多，成氏《明理论》而外，其著称者，有若庞安时之《伤寒总病论》，许叔微之《伤寒发微论》《百证歌》，朱肱之《南阳活人书》，韩祗和之《伤寒微旨》，杨士瀛之《伤寒活人总论》，郭雍之《伤寒补亡论》，或阐其义，或补其方。于仲景书，原不尽主墨守，即明代支离灭裂如陶节庵，《节庵六书》，曰明理读论、曰截江网，曰一提金、曰杀车捶法、曰家秘的本、曰琐言，皆偭越规矩，毫无师法。又有《伤寒全生集》四卷，乃其晚年作以教子者，时为正统十年，节庵年已七十七矣。亦未尝以错简为言，乃自方中行著《伤寒论条辨》后，而喻嘉言之《尚论篇》继之，始谓叔和编次，于原书次第，已有改移，无己①作注，又多窜乱，遂各以己意更定。方氏为言《伤寒论》错简者之首，自喻氏书后，而方氏之书渐微。康熙甲寅，顺天陈起龙为重刻之，并痛诋喻氏之攘善，然喻氏实未尝全袭方氏，其书中亦未尝不及方氏，初未尝掠为己有也。后郑重光又有《伤寒论条辨续注》之作，据方氏书，参以喻氏及黄坤载、程郊倩二家，仍题中行之名。喻氏书有论无方，其徒徐忠可为补之。徐氏之学，传诸南昌罗子尚，罗以传进贤舒驰远，再重订《伤寒论集注》十卷，一以喻书为主，而以徐方附之。自是以后，此风大扇，张路玉则有《伤寒缵论》及《绪论》，黄坤载则有《伤寒悬解》，吴仪洛则有《伤寒分经》，言伤寒错简者，当以黄氏为

①己，原作"已"。

最有心得。张、吴二书，多以喻氏为据。周禹载则有《伤寒论三注》，兼采方、喻。程郊倩则有《伤寒论后条辨》，攻叔和序例最烈，其文字支离蔓衍，几于游骑无归。昔人讥其学金圣叹未得，为医中魔道，诚不诬也。章虚谷则有《伤寒论本旨》，依喻氏分篇。无不以错简为言，其说亦不为无见。然以此论医理，则可谓各抒所得；以此治古方，则未免凭虚臆断。此皆由中国学者崇古之念过深，凡立一说，必欲托之于古人，于古书之不尽可通者，遂不惜曲为穿凿也。徐灵胎云："叔和所次，诚不敢谓其必合于仲景；诸家所定，谓必能复仲景之旧，又有何证乎？"诚持平之论也。灵胎有《伤寒类方》一卷，谓《伤寒论》原非依经立方，乃救误之书，当时随证立方，本无定序，削除阴阳六经名目，但使方以类从，证随方治，使人可案证以求方，而不必循经以求证，亦为通达之论。

羽翼仲景书，又有清张隐庵之《伤寒论集注》，与成氏立异处甚多。长洲①汪苓友名琥，康熙时人。有《伤寒论辨证广注》十卷《张仲景中寒论辨证广注》三卷，于仲景书外，兼采后贤方论，皆为之注，云辨证者，辨其原文所言之证，使各类相从；广者，于仲景书外，广其方论；注则不分仲景书及所广，皆为之注。虽不甚合注释体裁，而采摭甚博。泾县包兴言名诚。有《伤寒审证表》一卷，颇清晰可览。兴

---

① 洲，原作"州"。

言少游山左，受学于张宛邻，宜其著述之有体例也。柯韵伯《伤寒论翼》，谓《伤寒论》中杂病未去者尚多，六经为百病主治，伤寒为百病之首，故借此以立法，其实伤寒、杂病，治无二法。亦有见地。论辨证者，又有张飞畴之《伤寒兼证析义》，亦宜一览。

二十七、伤寒温热之别

　　伤寒与温热、温疫之别，尤为医家所聚讼。盖伤寒二字，古人既为天行病之总名，则其所包者广，原不仅指《难经》所列五种中之第二种。乃自后世医者泥于字面，一遇天行之病，辄以辛温之剂治之。于是阳明成温之症，见杀于麻桂等方者多矣，此一误也。疫字之义，指病之传染者而言，故《说文》云：疫，民皆病也。至其病之性质，则有寒有热，故传染热者谓之疫，寒者亦谓之疫。至后世之所谓"瘟"，其字为"温"之讹，其义则与疫相同，皆指病之传染者言，非指病之不寒者言也。乃世医又泥于字面，偶遇不寒之疫，遂谓凡疫皆温。本虑医者以辛温之剂误施之温热，转致末流泥温疫之论，不敢复言伤寒。执一定之方，以驭万变之病，圣散子之杀人，正由于此，此二误也。有此二误，而伤寒、温热、温疫三者之争，遂如长夜不旦矣。而推其始，则由伤寒、温疫等字字义之混淆有以致之，立名之不可不审也如是夫！

辨伤寒、温热不容误治者，又有陈锡山名良佐，山阴人。之《二分晰义》杨栗山名璿，成都人。之《寒温条辨》，吕心斋之《瘟疫条辨摘要》，乃合此二书而成。心斋名田，河南新安人。秦皇士名之桢，松江人。之《伤寒大白》，吴坤安名贞，湖州人。之《伤寒指掌》。杨氏之书，实以陈素中名尧道，陕西人。之《伤寒辨证》为蓝本。陈氏书成于康熙戊午，至嘉庆十一年，有刘镜浦者乃为刻之。杨氏书成于乾隆甲辰，时陈书尚未有刻本也。陆九芝以杨氏所定十五方，无一不暗用伤寒方，而又切戒人以弗用伤寒方为可怪。又讥秦氏谓仲景麻桂方乃治北方冬月之病，今混用其方，几于不辨南北。覆勘诚然，然二书亦自有可采处，不容一笔抹煞也。吴氏书条理亦颇清晰。明皇甫中有《伤寒指掌》四卷，乃陶节庵一派之学，与吴书名同而实大异。

二十八、温热学

温热治法，始自河间，世所传《直格》《标本》二书，见前。虽未必直出河间手，然实为河间绪论。自是之后，马宗素有《伤寒医鉴》《伤寒钤法》，刘洪有《伤寒心要》，常德有《伤寒心镜》，今皆在河间书中，亦见前。皆此一派之学。世遂有"外感宗仲景，热病用河间"之论，渐歧温热于伤寒之外。至吴又可出，而其说又一变。又可于崇祯辛巳，躬遇南北直隶及山东、浙江大疫，以伤寒法治之，不效，乃殚精研究，著《瘟疫论》一书。谓世所称温病，即属瘟疫，古无瘟字，后世以温去水加疒为之。又谓数百温证之中，乃偶有一伤寒；数百伤寒之中，乃偶有一阴症。其说未免矫枉过直。虽其指摘俗医之误治不无可取，然误以瘟、温为同义，遂使世之医者，并温热与温疫为一谈，则又可为之也。至清代江浙诸名家出，而其说又一变。天行之病，变态万端，断不能仅执俗医治外感之法治之，此义至《瘟疫论》出始大明。故又可书虽不免有误，而其功究不小。清孔毓礼有评注本，洪天锡又有补注。毓礼字以立，丽水人。天锡字吉人，嘉兴人。

有清中叶，医家于温热治法最所殚心，其论实起自吴中，而托之于天士及生白。以江南病温热者最多也。世所传《温证论治》，首刻于唐大烈《吴医汇讲》中。见后。原序谓叶氏弟子顾景文，侍叶氏游洞庭山，舟中记叶氏所说，未暇修饰，今更为之条达字句，移缀前后云云。华岫云《续临证指南》，亦首列是编，名为《温热论》。二书字句虽异，而用意大同，以"温邪上受，首先犯肺，逆传心胞"十二字为主。吴鞠通撰《温病条辨》，为论温热证有专书之始，其旨实本于此。又有所谓《湿热条辨》者，首刊于舒松摩《医师秘笈》中，凡三十五条，谓为薛生白作，江白仙刻。陈平伯论疫之语，亦取其二十五条附刊于后，而又别增出十五条，其编次亦与舒氏所刻互异。吴子音刻《医效秘传》，又取江氏所刻陈、薛二人之作附后，名为《温热赘言》，概题为平湖陆增字秋山者所撰。江刻陈氏之作，皆自称名曰祖恭，吴刻皆改作予。王孟英《温热经纬》所刻，云得之友人顾听泉，听泉得之吴人陈竹垞，则凡四十六条，与吴氏所刻又异。《临症指南》之不足信，人人知之。薛生白曾孙启，字东来，亦

59

精医。自述其先世事迹，亦谓生白不屑以医见，故无成书。见《吴医汇讲》。则所谓《湿热条辨》者，必非出于生白，更无疑义。然此两种议论，当时颇为风行。章虚谷作《伤寒论本旨》，谓仲景论伏气温热，而不及外感，叶氏之论，足以补仲景之残阙，示后学以津梁。至暑邪由火湿化合，客于募原，叶氏亦未论及，乃取所谓《温症论治》《湿热条辨》附于《伤寒论》之后，以为施治之准。迨王孟英出，乃尽取《温证论治》及《临证指南》之幼科一卷，暨《湿热条辨》及陈平伯、余师愚诸家之论，附诸《内经》及仲景书之后，以成《温热经纬》。盖当时江浙医家治感证之法，至此而集其大成矣。周扬[①]俊《温热暑疫全书》四卷，与章、王二氏之论相出入。余师愚书名《疫疹一得》，专用大剂石膏为治热疫之法。《阅微草堂笔记》载治京师大疫之桐城医士，即师愚也。

方此等议论盛行时，叶派可谓光焰万丈，而反对之论，亦即起于是时，则王朴庄其先河也。朴庄名丙，吴人，与顾景文同时，尝撰《伤寒症注》，一依《千金翼方》，谓例中诸条，多采入《千金方》第三十卷中。当时江南诸师，秘仲景要方不传，孙真人盖未见《伤寒》全论，迨作《翼方》时，乃得全论，编次依例，已见

① 扬，原作"杨"。

60

于《千金方》中，故不复载也。又撰《伤寒论附余》《伤寒例新注》《读伤寒论心法》《回澜说》等书，皆在《世补斋医书》中。以伸叔和辟方、喻，然其说未盛也。至朴庄外孙陆九芝乃大畅其说，谓温热伤寒方论，实在皆[①]《伤寒论》中。病之中于太阳者，为伤寒，治用辛温；入于阳明为温热，治用辛凉；太阳症之失于温散，内传而成温热者治同。仲景书中，本以麻桂治风寒，葛根芩连治温热也。至疫则有热有寒，各当随证施治，又不当与温热混。《世补斋医书》反复此旨，不啻至再至三。又以阳明为温热之薮，特著《伤寒论阳明病释》一卷，以发挥之。盖伤寒二字，义有广狭，其与温热、温疫之辨，实至九芝而后了然。九芝之学，近承王朴庄，远实导源于尤在泾。尤氏《伤寒论贯珠集》，谓少厥二经，实有温清二法，九芝乃本此推之六经也。戴北山《广温疫论》，就吴又可书增删改削以成之，于温热治法最有统系。陆氏谓温热、温疫二名，不容混淆，重订其书，改名曰《广温热论》，以为治温热之标准，_{戴氏书初仅抄本流传，歙县有郑奠一者，亦知医，其后误以此书为奠一作，刻之名《温疫明辨》，题奠一之名，至戴氏之孙乃正之。然《温疫明辨》一书，至今仍有传本。}于是温热病中又有专书矣。

---

① 在皆，似应作"皆在"。

夫《伤寒论》为汉代古书，温热为当今专病，谓《伤寒论》中无治温病之法固不可，若欲责汉代之人包治后世温热等万有不齐之病，亦未免太迂。但《伤寒论》言简而赅，足为医学入门之模范，善读者由此模范，举一反三，推类而扩充之，则效用自大；若拘其文义，以滋聚讼，于疗病仍无裨益也。

二十九、金匮学

　　《金匮》一书，治者远较《伤寒》为少，宋元人皆无注释，明初赵以德乃有《衍义》之作。其书传本甚少，故《四库》著录，惟得徐忠可所注。然徐书实敷衍无精义，不及赵书之尚有发明。后周扬[①]俊得赵氏书，补其所未备，成《二注》二十二卷，较徐书远胜矣。此外黄坤载有《金匮悬解》、程云来有《金匮要略直解》、魏念庭名荔彤，柏乡人。有《金匮要略方论本义》，亦均可读。尤在泾《金匮心典》，条理尤精。

---

① 扬，原作"杨"。

三十、本草学

　　自陶隐居迄唐慎微，凡修辑《本草》者，皆以古代所传《本草经》为蓝本，已见前。其毅然网罗今古，自成一书者，实始于明李时珍之《本草纲目》。《纲目》凡十六部，六十二类，千八百八十二种，诸家所有者，千五百十八种，其三百六十四种，为时珍所补。与周王橚之《普济方》，实卓然两巨著也。自此书出，而《证类本草》日微。

　　此外明清人论本草之书，可分二派。一宗宋以来洁古、海藏、东垣、丹溪诸家之说，在当时可称旧派，若刘若金之《本草述》，杨时泰《本草述钩玄》系就此书删节。倪纯宇之《本草汇言》，其选也。一以复古为主，唾弃宋后诸家之论，在当时可称新派，若缪仲淳之《神农本草经疏》，此书凡三十卷，其次序一依《证类本草》，清吴怀祖节为八卷，名《神农本草经疏辑要》，然亦有缪氏所无，而吴氏补之者。吴氏名世铠，亦常熟人。仲淳又有《先醒斋广笔记》四卷，亦论方药之作。卢之颐之《本草乘雅半偈》、张路玉之《本经逢原》、张隐庵之《本草崇原》徐灵胎之《神农本草经百种录》邹润安之《本草经疏证》,此书与缪氏书均最为精博。其选也。其主于简易,备初学之用者,以汪切庵之《本草备要》通行为最广,吴遵程之《本草从新》,又以汪书为蓝本。

李氏《纲目》之后,能蒐遗补阙,以匡其所不逮者,莫如赵恕轩之《本草纲目拾遗》。此书之意,以完备为主,故凡《纲目》所已载而治疗未备、根实未详者,仍为补入;其《纲目》所未载者,虽珍贵罕见之物,亦无所遗;《纲目》之仅列其名,而无主治者,亦悉录入;《纲目》分部之误者,并为订正;惟人部无所增。例言谓苟欲求遗,必至于隐怪残贼中搜罗也。案:恕轩《利济十二种序》,此书之外,又有《百草镜》八卷、专详草药,凡草药之曾经试验者,入《拾遗》;其未经试验者,入此书。《救生苦海》百卷、《医林集腋》十六卷、《养素园传信方》六卷、以上两种为验方。《祝由录验》四卷《囊露集》四卷、眼科方。《串雅》八卷、见后。《升降秘要》二卷、《药性玄解》四卷、药性之奇制者。《奇药备考》四卷《本草话》三十二卷《花药小名录》四卷《摄生闲览》四卷。《拾遗》例言谓,他日拟作《待用本草》,将宇宙间可入药之物,未经前人收采者,合为一书,可谓洋洋大观。今除《拾遗》及

《串雅》外，均未见传本，或疑其书未成，然要为晚近一大家也。

以本草作为韵语，以便诵读者，有黄钰之《本经便读》、张兆嘉之《本草便读》。名秉成，常州人。吴县朱东樵、名朝。钱塘陆典三名交谋。又皆有本草诗，而陆较胜。见《冷庐医话》。南汇徐玉台名镛。有《儒门游艺》三卷，上详脉病，中详方，下详药，都为七言绝句，亦颇简要。近年此类文字数见不鲜，无非为课徒起见，虽各有剪裁，并无发明处，音韵亦欠调协。

三十一、医方学

明清间人方书，不及前人之浩博，而立意求精则过之。其推求古人制方之意者，始于吴鹤皋之《医方考》，而汪切庵之《医方集解》继之，吴遵程之《成方切用》则又继汪书而起者也。二书皆以切用为主，故所辑多常用之方。武进费晋卿 名伯雄，孟河人。 有《医方论》四卷，以乡曲医家多奉《医方集解》为枕中秘而不复深求其所以然，乃为其逐一论列其可用不可用，实市医之当头棒喝也。王晋三 名子接，长洲人。《绛雪园古方选注》，论列亦精。许弘《金镜内台方议》，专发明长沙之方，亦为别开生面。便于检用之书，则有祝补斋《卫生鸿宝》，毛达可 名世洪，杭州人。《养生经验合集》，《济世养生》《便易经验》二集之合。王孟英《潜斋简效方》，简易外治之法。《四科简效方》，邱式金《集验良方拔萃》，此书详于外科，内科较略。皆有名。鲍相璈《验方新编》，通行颇广，而选择不精。余亦有家用良方行世，则参用新法矣。

《本草纲目》一书，包蕴宏富，且多存今日已亡之书，至为可宝。即专辑其中之一类，亦足拨戟自成一队也。以予所见，专辑其医方者，则有蔡烈先《本草万方针线》曹鞠庵名绳彦，新建人。《万方类编》、宋枳田名穆，山阴人。《万方类纂》等书。蔡氏仅就《纲目》所载诸方，为编一目录，注明某病用某方，见某卷某篇，曹氏则将本草诸方分类编辑，二书分部互异。蔡书分七部百有四门，凡载千五百余方；曹书分百有七门，四千三百七十九证，凡载万一千七百一十三方。曹氏自谓因蔡氏书删复补遗，宋氏则谓其所分门类，不及蔡氏之清晰，乃照《针线》门类，将本草各方全行录出云。又有《解毒编》一卷，题海阳竹林人编，专就李氏《纲目》中摘出解毒之法，间亦附以闻见所得，亦颇便省览。

以医方作韵语便诵读者，陈修园有《长沙方歌括》《金匮方歌括》《时方歌括》，张兆嘉有《成方便读》，汪讱庵有《汤头歌诀》，皆各以己意选制，藉课生徒。近来此类发见者尤夥。原夫制歌之意，所以助成方之记忆也，故必音韵悠扬，文辞茂美，始便歌诵。陈为孝廉，张为明经，腹笥文字较多，且于字音平仄夙有研究，故所制均可顺口。自汪以下，多以医生效颦，于是佶屈聱牙，不易读矣。

三十二、针灸学

隋唐间针灸书籍，既多亡佚，今之所宗，惟宋王惟德《铜人腧穴针灸图经》三卷，暨不著撰人名氏之《铜人针灸经》七卷、西方子《明堂灸经》八卷。《铜人腧穴针灸图经》，为仁宗时惟德奉敕所撰，与其所铸铜人相辅而行。见《读书志》及《玉海》。周密①《齐东野语》，记宋时所铸铜人，极为奇巧。原文云：尝闻舅氏章叔恭云，昔倅襄州日，尝获试针铜人。全像以精铜为之，府藏无一不具，其外腧穴，则错金书穴名于旁，凡背面二器相合，则浑然全身。盖旧都用此以试医者。其法外涂黄腊，中实以水，俾医工以分寸案穴试验，针入而水出，稍差则针不可入矣。亦奇巧之器也。后赵南仲归之内府。叔恭尝写二图，刻梓以传焉。余于民国二十三年五月，至北平游故宫，入延德殿，见所谓宋代铜人者，长约四

---

① 密，原作"宓"。

尺，围约两尺，胸背两面相连，不能开合，所刻腧①穴名称、经络部位，均与通行之铜人图相符。穴有孔，体内全空，并无藏府机件，体外则古色盎然。摩挲良久，恨不能拓样本携回也。则此书当亦专门授受之道，然传本极少，后慈溪冯一梅乃得三书互校，则惟德经所载腧穴，半为《铜人针灸经》所无，而《铜人针灸经》第二、三、四、六卷所载诸穴，亦有为惟德经所无，并为王冰《素问注》《甲乙》《千金》《外台》《圣济》诸书所未载者，冯氏谓其别有师承，信然。盖此类专家授受之书，固不过存十一于千百耳。观现代书目可见。《明堂灸经》则依据惟德书删其针法而成。盖针之误人较易，全凭手术与实验，后世能工其术者少，遂有此专言灸法之一派，《外台》其先河也。然此书分别部居，实取用《千金方·明堂三人图》，主治各病，亦兼采《外台》诸家，故与惟德书仍互有同异。按：《千金·明堂三人图》序云：旧明堂图，年代久远，传写错误，不足指南，今一依甄权等新撰为定。则《千金》所本明堂，实为甄权所撰，与《甲乙经》所本黄帝明堂不同，盖一为旧传之本，一为新定之本。今甄权所撰明堂已佚，《千金》所撰明堂三人图亦不存，犹赖此书见之。又《铜人针灸经》于惟德书所载腧穴不全录，而此书视惟德书有增无删，尤可宝也。以

---

① 腧，原作"俞"。

70

上略本冯氏校识之语。案：冯氏所校，即《当归草堂丛书》本。其所改字，仍汇记于后，检阅即仍可见原本之旧，至为矜慎。又案："明堂"二字，为古人称人体生理之名，其义未闻。钱曾《读书敏求记》曰，昔黄帝问岐伯以人之经络，尽书其言藏于灵兰之室。洎雷公请问，乃坐明堂授之。后世言明堂者本此。其说当有所本，然恐非古义。《隋志》有《明堂孔穴》五卷、《明堂孔穴图》三卷，又《明堂孔穴图》三卷。《唐志》有《内经明堂》十三卷、《黄帝十二经脉明堂五脏图》一卷、《黄帝十二经明堂偃侧人图》十二卷、《黄帝明堂》三卷、杨上善《黄帝内经明堂类成》十三卷、杨玄孙《黄帝明堂》三卷，今并佚。

后世针灸之书，亦当分为二派。一为专家所传，其人皆草泽铃医之流，此以学派言，其人虽为医官，其学仍属此派。如元王国瑞之《扁鹊神应针灸玉龙经》，明陈会、刘瑾之《神应经》，《四库书目》不知会、瑾为何许人，以其前载宗派图，并著其始传者席弘达誓词，指为道家野谈。然据他书所载，会与瑾皆江西人，会先著《广爱书》十二卷，虑其浩瀚，乃独取一百一十九穴以成此书，为学者守约之规，而瑾为之校正，盖皆当时之针灸专家也。杨继州之《玄机秘要》是也。一为世所称为儒医者，若元滑伯仁之《十四经发挥》，明高梅孤之《针灸节要》《针灸聚英》，汪石山之《针灸问对》是也。滑氏传针法于东平高洞阳，其学当有所受。《针灸节要》专取《难经》及《灵》《素》，《针灸聚英》则取《千金》《外台》，以后皆据故书纂辑耳。《针灸问对》词旨极明畅，而其学则无所受，周激之所谓强不知以为知者也。大抵专家所传者，其词旨多不雅驯，其说考诸古书，或不能尽合，然其授受，具有源流，虽亦不免传讹，要为一字皆宝。儒医所辑者，其书多明白易晓，具有条理，然其学既无所受，试问古书之异同，凭何折证？恐不免意为去取矣。《针灸择日编集》一卷，前有正统十二年金礼①蒙序，谓内医院医官护军臣全循义、司直臣金义孙，共成是书以进，命臣序之云云。光绪庚寅，上杭罗家杰得之日本，重刻之。

---

① 礼，原作"记"。

三十三、解剖学

解剖之学，或谓我国古代无之，非也。人身之脏腑经络，苟非解剖，试问何由知之？至其不甚密合者，非由古书岁久传讹，则由古人文义粗略耳。古人言语，于数目方位，往往不甚精密，如《诗》三百十一篇，举其大要而言三百篇，即其一证。人之心非在正中，而古书以为在中，亦是当时言语粗略，非必古人不知人心之所位也。凡古书言脏腑经络之误，皆类此。然则施之于用，何以不误？曰，古者图书相辅而行之外，且有器以与图书相证。书虽但存其粗，图与器未尝不精。正因精者必求之于图与器，书遂不妨但举其大要也。观前引《齐东野语》，所载宋时铜人可知。人死则可解剖而视之，其说原始之于《灵枢·经水篇》。《汉书·王莽传》载王莽诛翟义，捕得其党，使太医尚方与巧屠共刳剥之，量度五藏，以竹筵导其脉，知所终始，可以治病。莽最泥古，其所为必有所据。《读书志》载杨介《五藏存真图》，谓崇宁间，泗州刑贼于市，郡守李夷行遣医并画工往，亲

73

决膜，摘膏肓，曲折图之，尽得纤悉。介以校古书，无少异者。《宾退录》亦载广西戮欧希范及其党，凡二日剖五十有六腹，宜州推官灵简皆详视之，为图以传于世。又《闻见后录》载无为军医张济，善用针，得诀于异人，能亲解人而视其经络，因岁饥疫，人相食，凡视一百七十人，以行针，无不立验。又程式尝解剖倭人，见《医彀》。何一阳从军南征，亦尝解剖贼腹，见《赤水玄珠》。清时王清任乘兵乱之际，辗转就积尸考视藏府，用力尤勤，具见所著《医林改错》中。王氏所制补阳还五一方，灭裂无理，陆九芝攻之是也；至并诋其考验死人之藏府，则大非。

可见解剖一事，数千年来原未尝绝迹，特必乘兵荒刑戮之际，而不能公然行之于平时。故能与其事者太少，遂不能互相考求、日臻精密耳。然古者针灸之术，必托始于解剖，断不容疑。今者欲援求古人之遗绪，亦断不容不致力于此，必不能但求之于古纸堆中也。

三十四、诊脉学

　　言脉之书宋以来盛行者，为高阳生《脉诀》。吕复《群经古方论》以高阳生为六朝时人，元谢缙孙《脉经序》谓在熙宁以后，马贵与《文献通考》则谓在熙宁以前。虽亦臆度之词，然玩其词义，当以出于北宋时之说为近。其书大致隐括《脉经》而成，而又自立七表八里九道之名，与《脉经》不尽合。宋以来传习者，多误以为王叔和作，以故攻之者极多。然书中并无伪托之据，则误谓出于叔和者，乃习者之传讹，非作者之托伪①也。其书自不如《脉经》之古，然亦必自有师承，必视为淫辞邪说之流，则亦未免太过。盖自宋元以来，攻此书者甚多，然医家传习，卒莫能废。自李东璧之《濒湖脉学》出，而此书之传习始微。《濒湖脉学》所取以

―――――――――――――――
　　① 伪（僞），原作"讹（譌）"。

弁首者，为宋道士崔嘉彦所撰之《脉诀》，称《崔紫虚脉诀》，亦曰《崔真人脉诀》。紫虚者，嘉彦之号也。实尚不如高阳生之书也。医家所以群趋之者，亦不过乐其简易而已矣。攻高阳生《脉诀》之书，始于元戴同父之《脉诀刊误》，明汪石山为刻之，附以自著之《矫世惑脉论》一卷。吴鹤皋有《脉语》二卷，亦以攻《脉诀》而作。而清李期叔名延昰①，真定人。之《脉诀汇辨》十卷最详。其②就其书而订正之者，则有沈镜之《删注脉诀规正》四卷。信其书而为之作注者，则有明张天成之《图注脉诀》四卷。

宋元以来言脉者，当推滑伯仁为一家，其所著《诊家枢要》，立说甚精，又著《十四经发挥》一书，于十二经外，益以督任二脉，亦于诊家极有裨益。伯仁尝传针法于高洞阳，其学固有所受之也。《濒湖脉学》虽无甚深义，而简明易晓，与所著《奇经八脉考》，均足便初学循览。二十八脉之说，始于李士材，诊家亦多宗之。清代医家之于脉，实不过知此两家已耳。周梦觉《三指禅》，以缓字为平脉，余脉乃分阴阳对待，亦颇有见。梦觉号小颠，邵阳人，以多病弃儒业医，好言修炼，其书中亦多杂道家之说，颇伤驳杂。清末周澂之于脉学用力至深，既评注滑伯仁之《诊家枢

① 昰，原作"是"。
② "其"字，衍。

76

要》，又自著《脉义简摩》首部位，次诊法，次形象，次主病，次名论汇编，次妇科诊略，皆集前人之说，而以己意阐发之。《脉简补义》《简摩》推演前人，《补义》则出自撰。《诊家直诀》抉前二种之精要，而简其词。《辨脉平脉章句》四书。又撮此四书之精要，而成《重订诊家直诀》；又著《外诊简摩》一种，以备四诊。蒐讨之博，研索之勤，宋以后一人而已。清季张兆嘉《脉诊便读》亦有心得。林慎庵《四诊抉微》八卷，先列经文，次汇旧说，而以己意附其后，别为一卷，曰《管窥附余》。其书于望闻颇略，而于脉较详，亦足以资参考。慎庵名之翰，乌程人。

三十五、验舌学

舌法为古人所不详，仅《伤寒论》有舌白、舌滑之说。元杜清碧《金镜录》始推至三十六图，后又有所谓观舌心法者，则推至百三十七图。张诞先^{名登，路玉}子。《伤寒舌鉴》就心法删之，为图凡百二十，然究未免穿凿也。又有所谓《舌鉴辨正》者，乃茂名梁特岩^{名玉瑜。}所传，而秀水陶拙存^{名保廉。}为之笔录，以蜀中所刊《舌鉴》为蓝本，故名。据陶氏序谓光绪癸巳官新疆，患热症，医家误投滋阴降火之剂，益剧，明年以友人言，求治于梁氏，梁氏观其舌，决为实热，投以苦寒多剂乃愈。叩其学，则出于家传，以观舌色舌苔为主。今是书首冠《全舌分经图》，谓得之明季良医秘授，以察五藏病机，遵之数世，确有微①验云。其或医家之别传欤？

---

① 微，似应作"征（徵）"。

三十六、辨症学

医家多好言脉舌，其实言脉舌，尚不如辨症之切。脉舌有游移，证象无假借也。脉舌者，医家所独知；证象者，人人所共见也。故病家之当略知证象，实较医家为尤切。然从来言脉舌者多成书，而言证象者少专著，岂以其为人人所共见而忽之欤？抑以为但知证象，不足以言治欤？以予所见，惟镇海蒋金镛有《临病考证》一卷，分别病证，本之六经。其自序谓治病者在辨症，辨症既明，服药可无虚虚实实之祸。欲使病家先明表里虚实寒热大纲，亦得以考医之良否，莫若摘述医籍，使可按症而稽云云。书虽浅近，实于病家大有裨益，尊生者所宜家置一编也。

三十七、清代学派

　　明清间诸医，文辞优美者，当推黄①坤载。坤载所著各书，虽不免偏激，且自许太过，然其中精辟之论亦多，非貌为中庸者所可及也。坤载所著书，曰《素问悬解》《灵枢悬解》《难经悬解》《伤寒悬解》《伤寒说意》《金匮悬解》《长沙药解》《四圣心源》《四圣悬枢》《玉楸药解》，凡十卷，理想多而经验少。书生爱其文词，凭此习医，往往未能恰当。盖医为实验技术，文词优者技术未必佳，技术优者无暇习文学，而今人每喜以文字评骘医生优劣，皆未谙事实之故也。浩瀚精博者，当推王肯堂，所著《六科准绳》一百二十卷，集历代医说，为后学津梁，采摭繁富，条理分明，《四库提要》称其博而不杂，与时珍《纲目》为吾国医药两大渊薮。肯堂，字宇泰，又字好古，金坛人，明万历时进士，至清初而没。著有《伤寒准绳》《证治准绳》《类方准绳》《女科准绳》《幼科

---

① 黄，原作"王"。

准绳》《外科准绳》六种，称为《六科准绳》。都数百万言，所辑多精当适用，为儒医之能通达事理者。

其崛起于江西者则为喻嘉言，嘉言之《尚论篇》，虽不免多臆断，然《寓意草》及《医门法律》，持论皆谨严，能示医家以一定轨范。其继《准绳》而由博返约者，则为张路玉之《医通》及《伤寒缵论》《绪论》《本经逢原》等书，采取之书百数十种，体例一本诸《准绳》，方药则多采立斋、景岳两家，可谓用力深而搜讨勤矣。张路玉，名璐，长洲人。书成于康熙初年，圣祖南巡时，其子进呈。其次则吴谦之《医宗金鉴》，以政府之力，集全国医家学说，取中正平和者，厘为十一科，纲举目张，常识充足，遂为有清一代医林之楷范，与喻嘉言、张路玉称为清初三大家。是书于乾隆初年，诏太医院诸人合各省医家共同编辑，故名《御纂医宗金鉴》，实则吴谦一人之原稿所扩充修正者。书成后颁布天下。乾嘉道咸同五朝之习医者，于《内》《难》、仲景之外，即以此书为入手方法。盖其平正通达，条理分明，所集方药虽多，而以理法为重，不拘泥于一偏之说，故全国可以通行。以徐灵胎之精博不阿，尤称熟读此书，可以名世，则内容之优美可知。余始创中医专校时，即以此书为教科蓝本。今人薄其官书平庸，不肯注意，惜哉！张路玉之前，则张隐庵以注《内》《难》《伤寒》《金匮》《本经》名。皆集诸及门之力参订而成。高士宗，其弟子也。清廷编《御纂医宗金鉴》外，又有《图书集成·

81

医部全录》，则更浩如烟海矣。

此外负盛名于吴中者，则为叶天士与薛生白。天士于温热证及幼科，生白于湿温症，均各具心得，而叶名尤著。然互相攻讦，传书多伪，今世所行《临证指南》，已多不可信，其他更无论矣。天士名桂，生白名雪，均苏州人。因天士名盛，故依托者尤众，陈修园早年著书亦多托名天士，后乃改正，见《修园医书》例言中。今世所传各书称为天士所著者，《景岳全书发挥》为无锡姚颐真所撰，坊贾因其滞销，乃改刊天士名，见《冷庐医话》。《医效秘传》及《叶薛缪三家医案》为吴子音名金寿者所刻，《秘传》已极无谓，《医案》三家，如出一手。又有《本草经注》《本事方释义》，及光绪甲午常熟缪荳联所刻之《医衡》，皆鄙陋至甚，不知谁所作伪。《临证指南》为无锡华南昌岫云所辑，岫云实不知医，既欲藉此牟利，书又错杂殊甚，续篇刻未成而岫云卒，其友岳廷璋劝苏商人共成之。又有《叶案存真》者，为天士玄孙万青所刻，云为《临证指南》所遗，亦无甚可取。《叶薛缪三家医案》者，谓天士、生白及缪方彦也。方彦字遵义，亦旧时吴中名医。生白无著述，已见前。陆九芝云，缪氏我之所自出，初不闻其有此方案。其不足信，概可见矣。坊刻又有《医经原旨》六卷，亦题薛生白名，尤少意义。叶氏《眼科方》一卷，在《荔墙丛刻》中，乃当时眼科医传授之书，亦托名天士，可见伪托者之多。

其卓然可称大家者，实无过徐灵胎。灵胎名大椿，一字洄溪，吴江人。博极群书，兼精技击，性情肫挚，文词茂美。所著除医籍外，又有《道德经注释》《阴符经注释》《太乙神针》《洄溪道情》等种。灵胎于各科古书，靡不攻究，实足当博大精深之目。其所著《医学源流论》一书，持论既极通达；《兰台轨范》一编，体例尤为谨严。此书方论多取诸《内》《难》《伤寒》《金匮》《千金》《外台》，宋以来书所取者甚鲜。其评骘攻砭及开示流俗诸书，亦皆精博切用，所评骘者，如《外科正宗》及《临证指南》等是；所攻砭者，如《医贯砭》等是；开示流俗之书，如《慎疾刍言》是。王孟英尝重刻《慎疾刍言》，改名《医砭》。灵胎所批阅之书，凡千余种，见王孟英《医砭序》述秀水吕慎庵之语，然传者不多。今坊间所见《徐评疡科选粹》，舛误颇甚，决非灵胎作也。《洄溪医案》一卷，亦王孟英所刻。又《洄溪秘方》一卷，在余啸松《白岳庵杂缀》中。啸松得之吕慎庵，慎庵得之王孟英，孟英得之金复邨，复邨乃洄溪之弟子也。所谓学识俱深，明清以来医家殆无其匹也。

与灵胎同时研究古书，足称精到者，有柯韵伯。见前。而后起诸家中之博大者，莫如魏玉璜[①]。见后。此外一时前后南北之以医名者尚多，然多以外感证著称。如秦皇士、周诏载、程郊倩、吴鞠通、吴坤安、章虚谷、刘松峰、余师愚等，均见前。其奄有众长者，当推王孟英。孟英名士雄，海宁人。所著有《温热经纬》《霍乱论》《俞氏古今医案案语》《潜斋简效方》《四科简效方》《蓬窗录验方》《圣济方选》《随息居饮食谱》《潜斋医话》《归砚录》等。其

---

① 璜，原作"横"。

中惟《圣济方选》一卷未见刊本。其医案初刻曰《回春录》，为周镛所辑；续刊曰《仁术志》，为赵梦龄等所辑。《回春录》多杂证，《仁术志》则感证为详。道光三十年，杨照藜合为一编，易其名曰《王氏医案》，加评点刻之。又《重庆堂随笔》，为孟英曾祖学权所撰，今坊间亦与孟英诸书合刻。学权字秉衡，子国祥，字永嘉；国祥子升，字大昌。世以医名。而陈修园之明白晓畅，足以启悟初学，亦自有独到处。修园名念祖，长乐人。所著者凡十五种，曰《神农本草经读》，曰《灵素集注节要》，曰《伤寒论浅注》，曰《长沙方歌括》，曰《金匮要略浅注》，曰《金匮方歌括》，曰《伤寒医诀串解》，曰《伤寒真方歌括》，曰《景岳新方砭》，曰《时方歌括》，曰《时方妙用》，曰《医学从众录》，曰《医学实在易》，曰《医学三字经》，曰《女科要旨》。今坊间所刻陈修园医书，乃至六七十种，甚至以元明人之作厕入其间，谬矣。其余有所著述，为医家所宗仰者，若沈芊绿、《沈氏尊生书》。景嵩崖、《嵩崖尊生书》。程钟龄、《医学心悟》。罗淡生《名医汇粹》及《方论》。之流，则指不胜屈矣。

三十八、女科学

今世所传女科书，始于唐昝殷之《产宝》，然《史记》称扁鹊过邯郸为带下医，仲景《伤寒》自言撰用《胎胪药录》。释之者曰：胎，女科书；胪，儿科书也。证以古传幼科之书，名《颅囟①经》。其说良是。则女科之由来旧矣。《产宝》久佚，近人乃得之日本重刻之。书凡三卷，分四十一门，每门皆前有短论，后刊方药，其体例与《千金》略相似，真古书也。宋代书之存者，有李师圣之《产育宝庆集》、朱端章之《产科备要》，此书凡八卷，《四库》未收，然采摭宋以前方论颇广。薛仲轩名昂。之《坤元是保》《四库》亦未收。及无名之《产宝诸方》等，然均流传甚鲜。惟陈自明《妇人大全良方》，以薛立斋尝加

---

① 囟（顖），原作"顋"。后"三十九、幼科学"中，即作《颅囟经》。

删订，刻入《薛氏医案》中，通行较广。然陈氏书用药，多主古义，薛氏矫之，专以理气血调脾胃为主，未免流于乡愿，虽以陈氏书为原本，实则貌合神离矣。清武之望、汪淇尝取《证治准绳》中之女科评注刻之，名《济阴纲目》，幼科亦有详注，名《慈幼纲目》。一时亦颇通行。清代人所著书，以萧慎斋之《女科经纶》、陈修园之《女科要旨》、沈尧峰之《女科辑要》为最佳。《萧氏全书》，本名《医学经纶》，其女科摘出别行，通行较全书为广。周卓人亦有《女科辑要》，与沈书同名。卓人名纪常，山阴人。其书系兼采张景岳《妇人规》及《竹林寺女科方》而成也。倪凤宾《女科要略》，立论稍偏，而亦极有见地。其专论胎产者，有阎诚斋名纯玺，宣化人。之《胎产心法》，此书采辑颇完备。汪朴斋名喆，休宁人。之《产科心法》、单养贤之《胎产全书》等，而张曜孙吾邑文学家张翰风先生之子。之《产孕集》体例最为高雅。《达生篇》《大生要旨》等，治法不甚完备，仅备平人查检。何杏园所刻《胎产金针》，较此二书少详。

　　傅青主名山，阳曲人。明末诸生，博学尚气节，入清不仕，以医济世，名重一时。《女科书》，山西抄本甚多，道光丁亥，张凤翔始校刻之，《海山仙馆丛书》又有刻本，陆九芝又有重订本，在《世补斋医书》中。其书多与陈远公《石室录箓》相同，不知陈、傅二君，所本同出一源邪，抑好事者袭陈书而托诸傅也？近来坊间又有《傅青主男科》，则伪，兹不论。《竹林寺女科方》者，萧山竹林寺僧人，托诸明季异人所传，尝为人治病，颇有效，浙人尊之若神。久之，僧人之技日以陋劣，诊察之术皆无所知，仅大略按证处方而已，后遂为县令所禁。其书刻本有数种，名目亦各不同，考其方论，大略以清滋为主，盖医家尊信丹溪者之所为，僧人欲炫流俗，遂妄云异人也。

三十九、幼科学

幼科之书，古盖以颅囟名。《御览》七百二十二，引张仲景方序，有云：卫汎好医术，少师仲景，有才识，撰《四逆三部厥经》及《妇人胎脏经》《小儿颅囟方》三卷。今世所传《颅囟经》，前有序文，托诸黄帝时师巫，论者多斥为荒诞，然《宋志》著录即如是。《千金方》云：古有巫妨者，始立小儿《颅囟经》，《病源》作巫妨。则其说初非无因。《宋志·钱乙传》言乙始以《颅囟经》显，则此书盖自古专家相传，至宋而始显于世也。

宋时幼科书，晁、陈所著录者，有《婴童宝镜》《小儿灵秘方》《小儿至诀》《小儿医方妙选》等，今皆不传。其存者，惟钱仲阳《药证直诀》、阎孝忠《小儿方》、董及之《斑[①]疹方》，周澂之《医学丛书》本，阎、董方各一卷，即附

----

① 斑，原作"班"。

钱书之后，系据宋本重刻。案：此书本甚少，清《四库》虽曾从《永乐大典》辑出，然与宋本不甚合。陈文中《小儿痘疹方》《薛氏医案》及《痘疹大全》本。案：《痘疹大全》系明吴勉学所校刻。此书外，又有明蔡维藩《小儿痘疹方论》一卷，《陈蔡二先生合并痘疹方》一卷，明郭子章《稀痘方论》二卷、《痘疹宝鉴》二卷、《万全痘疹全书》二卷，闻人氏《痘疹论》二卷。按：《痘疹全书》实万全所撰，楚人黄廉窃为己有，见全自书《痘疹碎金赋》。后勉学此刻，前亦列陆稳一序，误为廉作。及无名氏《小儿卫生总微论方》数种。《小儿卫生总微论方》系嘉定丙午何大任出其家藏本所刻，方论颇为完备，欲窥宋以前幼科治法者，莫善于此书已。《活幼新书》二卷，元衡州曾德显撰，名世荣。据自序，其书出于宋太医戴克臣，名尧道。克臣传诸刘茂先，而曾氏得之茂先五世孙直甫，名思道，亦通医。则亦宋以前书也。此书中国久佚，而日本尚有刻本。又明徐用宣《袖珍小儿方》十卷，其中存古方论亦颇多。

四十、痘疹学

痘疹之名，古代医籍中所不见，古书并无"痘"字。其病究始何时，不可确考。要之，古即有之，亦必至宋以后始盛也。当时治法，率宗钱仲阳、陈文中两家，钱近凉解，陈偏温补。朱丹溪出，乃折衷其间，解毒、发表、和中三者兼用，一时医家翕然宗之。然治法究未完备。近聂久吾之《活幼心法》，此书有清代欧阳调律刻本，改名《痘疹慈航》。魏桂岩之《博爱心鉴》出，始有一定之标准途辙可循。朱纯嘏之《痘疹定论》、朱惠明之《痘疹传心录》，实原本二书，更求完备者也。而其开示后学最切者，要无过万密斋，故《世医心法》一书，迄今医家诵习不废。翁仲仁《痘疹金镜赋》十一篇，亦便诵习，清俞天池有注释本，名《痘疹金镜赋集解》。天池名茂鲲，句容人。翟玉华名良，青州人。之《痘科类编》长于治郁，清唐威原名维德，山东益都人。之《痘科温故集》宗之。费建中《救偏琐言》，专为偏于温补者

90

说法，亦一时名家也。清代人所著书，以叶大椿《痘学真传》为最佳。《摘星楼治痘全书》，明朱一麟撰。一麟字应我，泾川人。其书于古来治痘疹之书，网罗最为完备。一麟从孙遵先，为之编订，成十八卷。道光六年，遵先任琦始刊行之。

疹者，幼科中之一证也，而其后于幼科中蔚为大国。痘者，亦疹科中之一证也，而其后于疹科中蔚为大国。无他，其为害烈也。惟疹之为害，降而愈烈，故治疹之法，亦降而益详。其初各家之书，皆痘疹不分，且多痘详而疹略。至明吕坤，始著《疹科》一卷，专言治疹之法。清洪谦鸣之《痘疹心法》、谢朴斋之《痲科活人全书》继之，蒐辑更为完美。其名家专著，则有郑卜年名启寿，鄞人，以治瘩名鄞、奉、象三邑及台郡者数十年。之《郑氏瘩略》一卷。夏云颖之《痲疹秘录》、云颖名子俊，黄岩人。有《医理信述》六卷，乃其邑人柯琳所辑。此书与《痘疹秘录》各一卷，后刻总名《医理信述补遗》。孙安四名能迁，昌化人。之《阙待新论》二卷，上卷为方论，下卷为治案。书名取阙疑待问之意。亦均足资参考。晚近以来，煤毒益盛，交通便利之处，痲疹多与喉证并发，故言治疹之法，又多与喉科相出入。扬州夏春农遂有《疫喉浅论》，孟河丁甘仁亦有《喉痧概论》，学理愈后愈精矣。

种人痘之法，始见于朱纯嘏《痘疹定论》中。种牛痘之法，则始于邱浩川之《牛痘新书》。西洋牛痘之法，始入中国时，邱氏在广东施种者数十年。此书又有金陵善后总局刻本，经丹徒王惇甫增删，非复邱氏之旧。邱氏之书，六传而至蒋致远，著有《牛痘要法》，在《白岳庵杂缀》中。种痘之在今日，自以采取西医新法为便。然胎毒重者，对于天痘仍不能免，即成人方面，亦有因流行性而感受者。往年治痘专家，对于温凉攻补，大都纯熟，应付变化，如珠走盘，其治效实非西医所及。今则通都大邑，种痘盛行，于是治痘之法渐晦，甚为可惜。故医家对于此层，仍宜研究也。

小儿之有惊风，即古书所谓痉也。后医立惊风之名，以施治疗，中肯者少。方中行著《痉书》一卷，始历引《素问》《伤寒》《金匮》以发明之，喻嘉言、《生民切要》。程凤雏《慈幼筏》。咸阐斯义，而其治法则至陈飞霞[①]《幼幼集成》。始详，最新则有严苍山《脑膜炎学》。

清初幼科最著名者，为冯楚瞻所著《锦囊秘录》，凡分《内经纂要》《杂症大小合参》《痘疹全集》《杂证痘疹药性合参》四种。冯氏谓前此幼科治法，多偏重先天；大人治法，多偏重后天。而痘疹、杂证二家论药性之言，亦不能相合，往往此宜彼忌，意欲观其会通而沟合之。虽所论未必尽当，要不愧体大思精之目。此后幼

---

① 陈飞霞，原作"程霞飞"。后同改。

科中能自树立者，当推程凤雏、陈飞霞两家。武进庄在田_{名一夔，精儿科}。《达生》《福幼》两编，虽卷帙寥寥，而论痘疹、痉证治法颇精当，医家病家均不可不一览。

四十一、推拿学

推拿之术，世所传者，有历阳骆潜庵_{名如龙}。《推拿秘书》五卷。_{一卷论诊法，二卷穴道，三卷手法，四卷病证，五卷良方及祝由。}据其子民新叙文，述其父之言曰，予得此良法秘书已久，不忍私藏。则实非骆氏所自著，盖亦专家相传之书也。其书文理颇劣，余啸松谓其有误处，删为《推拿述略》，刊于《白岳庵杂缀》中。然余氏所删，似嫌太略。近年沪上盛行推拿法，于不运动之膏粱身体最宜，幼科推拿亦甚效。其著于书者，则有骆如龙_{溧阳人}。《幼科推拿秘书》_{商务印①书馆出版。}等书。

---

① "印"字，原书缺。

四十二、外科学

疡科之书，以《刘涓子鬼遗方》为最古。此书所用药品，多于《伤寒》《金匮》，少于《千金》《外台》。宋李迅《集验背疽方》、无名氏《急救仙方》、窦汉卿《疮疡经验全书》，《四库提要》云，窦汉卿裔孙梦麟所托。亦多存古法。然疡医惟知攻毒，于全体证治不甚了了。惟宋陈自明《外科精要》，明薛立斋《疠疡机要》《外科枢要》辨析较精。及汪石山之《外科理例》出，发明治外必本诸内之旨，外科治法始一变。清代徐灵胎以明医博综众科，于外科尤为精造，所评《外科正宗》，明陈实功撰此书，于病名、治法、方药颇为完备。辨析精微，一洗疡科专家之陋。又有洞庭王维德，出其祖传秘术，著《外科证治全生集》，此书以述其家传之学为宗旨，凡治法与世医无异同者不具。发明痈疽之治，当别阴阳，著滥用刀针之戒，以消为贵，以托为畏，而外科之治法始臻于安全。惟王氏徒以色之红白别阴阳，其法仍未尽善；而戒用刀针太过，亦不免有流弊；至谓不谙脉理，亦可救人，则仍不脱前此疡医之陋习。武进孟河马氏，以疡科名者数世，同、光间之马培之，尤为著称。著有《医略存真》一卷，辨析刀针之当用与否；又尝批评《全生集》，分别其治法及方药之短长，均极精当。盖晚近疡科之术，实能融贯众科以自辅，迥非前此暖暖姝姝但守专家之传者所敢望已。治外必本诸内，是中医要诀。其对于外症之辨别阴阳、消肿、溃脓、托里生肌、开刀、打针诸法，均极有研究。其能兼通内科，熟谙藏府病理者，用药尤精当。今人多谓内症宜中法，外症宜西法，殊不知西医长处，在解剖缝割及清洁，于枪弹机械伤最宜；若关于六淫七情之外症，则懵然莫辨其由来，但守见症治症之旨，故收效不及中法之速。盲从之士，不辨外症性质，自贻伊戚者多矣。培之名文植，治内症亦长，见赏于孝钦后。

清代疡科名著，又有顾练红《疡医大全》高锦庭《疡科心得集》两书。顾书网罗浩博，不愧大全之称。高书于辨证最精，论述诸证，每多不循疡科旧例，每以两证互相发明，用药尤能融合内科治法，洵无愧心得之誉也。

治疗向无专书，宋无名氏《救急仙方》，命名最多不过十余种。《医宗金鉴》中，亦只二十余条。慈溪唐氏，藏有《刺①疗捷法》，名目较繁，然略用药，而详辨症，甚有仅列其名，并无治法者。无锡过铸，少习内科，后以手指患疗，为庸医所误，乃发愤研究外科，于治疗尤为留意，晚乃褒②辑诸家，成《治疗汇要》一书。霉疮古无治法，近世疡科书亦不甚详。明季海宁陈九韶_{名司成。}尝著《霉疮秘录》一书，_{书成于崇祯壬申。}在中国久佚。光绪乙酉，苏州浦氏得之日本，重刻之，并有日本和气惟亨评语。皆疡科中之专论一证，足资参考者也。

---

① 刺，原作"剌"。
② 裒（褒），原作"褒"。

四十三、喉科学

咽喉一科，古书传者甚鲜，明医惟《薛立斋医案》中有《口齿类要》一卷，此外更无论著。盖自宋以来，医家之著书者，多以读书人而改业医，或好研究医道，其草泽铃医之流，仍抱专家之传者，则多不甚能著书。世之所谓儒医者，亦不屑师其人。然专科之术，非有师授不能通。此现今医书所以属于内科者汗牛充栋，而他科则寥寥也。喉科专家书之传者，无过于《重楼玉钥》，此书凡四卷，第一卷总论证治，第二卷论方药，第三、四卷论针法。原叙有云：此叙亦不著撰人名氏。吾乡郑梅涧先生，性好岐黄家言，其先世得喉科秘授，故于此尤精，远近无不知之，救危起死，不可胜数。予尝见有垂毙者，先生刺其颈，出血如墨，豁然大愈，其妙如此，而未尝受人丝粟之报云云。今第二卷中，附论喉间发白证一条，特标之曰附录梅涧论证一则。此书盖非梅涧所自撰。观此

98

书所论，实以针法为详，方药为略。原叙述郑氏治疗，亦以针刺[1]收效，其确为专家传授可知，而世无能通其术者，徒能取其养阴清肺一方，托之神怪，可慨也已。

《咽喉脉证通论》一卷，道光七年刻本，前有仁和许乃济一序，谓浙西有世业喉科者，应手立愈，顾秘其书，不肯授人。吾家珊林孝廉购得之，参校付梓，题曰《咽喉脉证通论》。相传宋有异僧，寓杭之千佛寺，遗一囊去，中即是书云云。则此书之名，盖亦许氏所命。光绪间，武进费晋卿得写本四五，校定同异。谓棉花疮一症，元时始入中国，而书中言之凿凿，则宋时异僧之说，出于伪托可知。然其书于虚实缓急，辨析造微，当系元明间一巨手，其论甘桔汤为喉证所忌，尤为独创，乃校而刻之。费氏命名，与许氏相同，当仍以许书为主，然漏许序未列，读者遂莫知其原始矣。

《喉科秘钥》二卷，为歙县许乐泉_{名佐廷，精喉科。}所刻。其序云：道光庚子，见乡先辈郑西园专业是科，回生起死，咸目为仙。留心访之，盖有秘传善本，辗转觅得，凡三昼夜抄成，后遇此症，按方施治，无不立效。同治二年春，于役下蔡，遇贼奔避，行李书簏，捐弃一空。明年春，监修泗洲试院，见舟人携竹簏求售，识为故物，遂

---

① 刺，原作"剌"。

购得之。余物皆失，而是书独存。秋，晤句容杨春华，方以重价购得《喉科紫珍集》，因并刻之云云。按：《重楼玉钥》，道光十八年许氏初刻序中，亦谓不知郑梅涧为何许人。此郑西园者，或与梅涧有关欤？《紫珍集》分载七十二证，亦专家相传之书。

白喉一证，盖盛于嘉、道之际，其治法惟散见于《吴医汇讲》《疡科心得集》中，然皆语焉不详。世医每执伤寒之法，以辛温升散治之，贻祸颇烈。后乃有《白喉忌表抉微》者出，托之洞主仙师乩语，纂录此书者，自署曰耐修子。风行颇广，实即取诸《重楼玉钥》中也。然白喉实亦分表里两途，偏执养阴，亦未尝不①足贻误。嘉庆六年，常熟陈耕道著《疫痧草》一书，立疏达、清散、清化、下夺、救液诸法，而白喉治法始立。光绪九年，扬州夏春农复著《疫喉②浅论》一书，大体祖述陈氏，而方法尤备。衡山李伦青名纪方。得其外祖李慎徽之传，著《白喉全生集》一卷，书成于光绪八年。以寒热为纲领，寒热中又分轻重虚实，审证既的，而用药随之，即吹药亦分三种。可谓治白喉最善之书。宣统元年，江阴尚有刻本，惜经癸丑之乱，求之已不可多得矣。《白喉证治订误》一卷，曲

---

① 尝不，原作"不尝"。

② 疫喉，原作"喉疫"。

阿韩善征止轩撰，就《重楼玉钥》《忌表抉微》两书，增其未备，订其错杂，亦可参阅。《痧喉经验阐解》一书，不著撰人名氏，祝补斋《卫生鸿宝》尝采之，别有单行本。元和金德鉴以己意增删，易名为《烂喉丹痧辑要》。然所增皆咽喉通治之方，与丹痧不涉；又增委中、少商二穴刺法，藿香正气一方，则并混丹痧与痧胀为一谈，大可喷饭矣。医家误不至此，殆坊贾所为也。

四十四、眼科学

眼科最古之书，为《银海精微》。此书题为孙思邈撰，然唐宋《艺文志》皆不著录，盖亦专家所托也。其书辨析诸证，颇为清晰，手法方药，亦多可用。此外明清二代所传者，又有《金镜秘钥》，题梁溪流寓李药师撰，不知何许人。《眼科龙木论》，李氏《纲目》已引之。《眼科捷径》一卷，不著撰人名氏。论眼病有五轮八廓七十二证之分，词甚简略，惟所附方药颇多。《眼科秘旨》，在《谢甘澍医学集要》中，亦不知传自何人，其用药颇与《本草》不同。《启矇真谛》上卷曰《一草亭目科全书》，清清江邓苑博望撰；下卷曰《异授眼科全书》，不著撰人名氏。诸书。而傅氏之《审视瑶函》，条理最称明晰。《薛立斋医案》中亦有《原机启微》二卷。

四十五、伤科学

伤科书传者更少，《医宗金鉴》所载，即本薛氏《正体类要》而扩充之。此外所见，惟上海钱松溪<small>名秀昌，其师名杨雨苍。</small>《伤科补要》、<small>四卷。</small>绍兴俞星阶<small>名应泰，精手术。</small>《伤科捷径》二种。盖伤科多赖经验与手术，有非笔墨所能形容，而精此者又多不通文义，故纪录更难也。

四十六、脚气病

　　脚气一病，盖始于晋之东渡，赵宋以后，此病颇衰息，近数十年乃复有之，盖复自海外传入也。古人方论，略散见于《千金》《外台》等书，专书存者，惟宋董及之之《脚气治要》。《宋史·艺文志》一卷，《四库》从《大典》辑出，分为二卷。近人所著，则有南海曾心壶名超然，精内科。之《脚气当刍言》，一卷，其治法主用陈修园鸡鸣散，参以朱丹溪四物汤加减。此病中西治法均少把握，所望今日医家，酌古准今，更加研究也。吾友冯端生在南京治此症，以大剂六君为主，参以陈糠、赤豆、牛膝、木瓜、柠檬、频果之类，屡著奇效。盖健脾以御湿，理气以和络，比之四物之呆滞及鸡鸣之破气伤脾者，超妙多矣。

四十七、霍乱病

霍乱之名，《伤寒论》中即有之，《病源》《千金》《外台》亦皆有其方论。然古之所谓霍乱，实并非今之所谓霍乱，_{不若今之剧。}不可因好古而反受泥古之害也。近世医家论此病之书甚多，以王孟英之《霍乱论》为最完备。姚梓钦_{名训恭，丹徒人。}之《霍乱新论》一卷，成于光绪二十八年，谓此病中西治法均不甚效，其父_{名成鼏，字燮和。}行医数十年，尝本紫雪丹之意，推广用之，收效已逾千人。梓钦于己^①未丙申疗过数百，戊戌壬寅又验过多人，末又甚夸白痧药之功效，_{其方用生半夏去黄皮四两、贝母二两、麝香四钱二分、大梅片四钱二分、白硼砂二两、犀牛黄二钱、杜蟾酥九钱，研末。姚氏谓凡患霍乱者，误嗅红灵丹及他种痧药，则脉愈伏，肢愈冷，且致冷汗淋漓。惟嗅此药则脉伏者起，肢冷者温，俄顷之间，即著此效。}谓

---

① 己，似应作"乙"。

得此方后，治霍乱皆令先嗅此药少许，随进左金丸一二钱，病轻者已可望愈，重症则接服解毒汤二三剂、紫雪丹二三分，无不愈者。不知霍乱有寒热之别，乌能专偏一面为治，寒者温之，热者凉之，虚者补之，实者和之，治法较西医为密。但西医之盐水针，能救危亡于顷刻，其术较中医为优，故治疫能用中西合参，方为完善。

四十八、痧胀病

痧胀之名，盖亦起于近世，清尚称为番痧，或满洲痧，殆自关东传入内地也。郭又陶始著专书论之，名《痧胀玉衡》。后有闽人林某，窃其书易名曰《痧症全书》，其通行反较郭书为广。巴郡欧阳调律尝约《玉衡》书为《治痧要略》，详于方论，而砭法仅存大纲。又有《痧症指微》一卷，不著撰人名氏，列杂证五十，大证十六，各详经穴，以施针灸，而方药少简。二书有合刻本，名《痧法备旨》。

四十九、鼠疫病

　　中医治鼠疫之书，有广东罗芝园之《鼠疫约编》，其书积历年经验，屡加增补，颇病凌杂。光绪二十七年，杨仙乡属郑肖岩_{名奋扬①，精医。}订正，刻之福州，凡分八篇，一探原、二避疫、三病情、四辨脉、五提纲、六治法、七医案、八验方。原序谓屡经试验，闽督陈宝琛谓用其法，虽极危证，鲜不愈者。其受病太深，疗救不及，不过十之一二。然予问诸寓在福州之医家，则谓其治法，亦未必竟有把握，不知究竟若何。要之此病，今日中西皆无完善之法，凡有方论皆存之，以备参考可也。

---

　　① 扬，原作"杨"。

108

五十、虚劳病

虚劳之证，后世亦多专书。其为医家所宗者，为元葛可久之《十药神书》，明僧慎柔毗陵人，胡姓。之《慎柔五书》及绮石先生之《理虚玄鉴》。慎柔本儒家子，为僧后患瘵几殆，求治于泾县查了吾，获愈，因从学焉。了吾者，太平周慎斋之弟子也，慎斋名之干，所著《慎斋遗书》，清王琦校刻未竟，其外孙赵树年卒成之。慎柔因之又从学于慎斋，故慎柔之学，实当时周慎斋一派之学也。其法分虚劳为两证，治以保护脾胃为主。绮石先生者，盖亦明季遗民，书成而身没。见其弟子赵何序。清雍正三年，慈溪柯德修名怀祖，亦当时名医。购得抄本，乾隆三十六年刻之。陆九芝谓其治法，于阳虚主建中，阴虚主清金，远出桂附补阳、知柏滋阴之上。重订之，改为五卷。在《世补斋医书》中。

五十一、导引术

导引之术,后世道家多言之,医家则研究者甚鲜。然观《三国志·华佗传》,载佗尝教人以五禽之戏,又巢氏《病源》于诸证之末,多附导引之法,则古代医家,固未尝不通其术也。《隋·经籍志》有《导引图》三卷,注曰立一坐一卧一。明曹元白名士珩。尝著《保生秘要》一书,论导引治病之法,清沈芊绿①《尊生书》悉采之。又有《尊生导养编》一卷,序云:山右谷远张君云衢,素多羸病,游江淮遇异人,授以导引、按摩之术,行之十年,宿疾尽除,体益壮。以术告少宗伯兰皋康公,公为之按奇经之脉,考铜人之图,列其条目,而详其节次,缘督以为经,而一身之窍会无不备列焉云云。此书传本甚少,而所列之法,颇有为通行诸书所无者。此外如《易筋经图说》

---

① 绿,原作"录(録)"。

《外壮炼力图说》、八段锦、十二段锦之类，皆于身体有益。但前二者非有师传易受伤损，后二者则人尽可行，行之有恒，每著奇效。近今则太极拳风行一时，而上海医家亦有以运气为人疗治痼疾者，大都本诸古说也。

五十二、养生法

　　调摄之法，古圣多注重于心理，《素问·上古天真论》等四篇所述，为养生法鼻祖。后贤因之，均以清洁灵台为主，不兢兢于外界物质之变化，所谓"天君泰然，百体从令"者是。故守法简而收效宏，医家亦多循此以施治，故专言之者甚少。惟《寿亲养老新书》见前。于寝兴饮膳之方无不备及。明高濂《尊生八笺》中《四时调摄笺》所录，大抵本于此书。《韩氏医通》，明韩悉撰，与张路玉书同名。自谓赖方药以生，故于补养诸方尤备。黄圁斋之《折肱漫录》，分养神、养气、医药三门，《四库提要》讥其专主补益，未免一偏。然黄氏自言幼而多病，为药所误，尝私自矢曰：吾病得愈，吾年得老，必揭此以告同患者，使毋蹈予之覆辙。有所苦，随笔记之，久而成帙，至六十余，乃成此书，则其意原以供病者之鉴戒，非以医家自居也。此书，《六醴斋丛书》本内无《养神篇》。清王孟英《随息居饮食谱》分水饮、谷食、调和、蔬食、果食、毛羽、鳞介七类。亦为此类之佳作。总之，心思以静为主，躯体以动为主，吾国之言养生者，均动静并重。故达摩面壁，而创少林拳法；张三丰静坐，而创太极拳法。即近今潘霨如之《卫生要术》，亦以调息与十二段锦并行，其中自有妙境。至对外之卫生，饮食以平淡为主，起居以冲和为主，气候则避其太甚而顺其自然，与新法之动而不静、跑跳硬做者迥异，其得失自有实验者在也。

五十三、铃医秘方

　　中国医术，当以唐宋为一大界。自唐以前，医者多守专门授受之学，其人皆今草泽铃医之流。《史记》所载扁鹊，正是铃医中之有名者，即华陀①亦此类人，后乃倨傲，欲自比于士大夫，又不改铃医好利之习，故为魏武一怒所杀。其有以士大夫而好研方术，若张仲景、皇甫士安、葛稚川、陶隐居、孙真人、王焘者，代不数人耳。自宋以后，医乃一变为士夫之业，非儒医不足见重于世。所谓草泽铃医者，其格日卑，其技亦日劣。盖此辈大都不通文义，罕能著书，仅恃师授，无复发明。赵恕轩所谓专恃祖方为长技。而师说传之岁久，必不免于讹谬亡失；其技愈劣，则世视之也愈卑，则其人益不自重，而技日以劣，二者实相因也。又此等人，大抵专守一科，不能会合各科互相考校，故其术亦难于精进。试观前世疡医之法，多

---

　　① 华陀，本书他处皆作"华佗"。

未尽善，至近世合内外而一之，而其术遂日臻美备，可知也。此为以士夫研究医术之长处，盖惟士夫然后能多读书多得友也。吾尝譬之，铃医若西汉之今文家，其学确有师承，多微言大义之存，而不免于专己守残之陋；儒医若东汉之古文家，其人皆有才识，有博通综贯之美，而不免于师心自用之嫌。**然古代专家之术，实有存于是者，就其精者，往往非士大夫搜罗书籍、据理推求所能得。**以医学发明之始，本根据于实验故。**徒以鄙夷其人，不肯更加研究，遂令古代专门之术，日以失亡，良可慨也！近世惟赵恕轩性本好奇，于江湖方技搜辑至多。其时又适有宗柏云者，挟是术遍游南北，远近震其名。恕轩遂从问其术，参以前此所得，以成《串雅》一篇，其治法虽不尽纯，而实于古义为近。**治外以刺灸胜，治内以顶、串、禁、截胜。顶者上行，故多吐；串者下行，故多泻；截，绝也，使其病截然而止。此即汗、吐、下三法，铃医以配三才。**不惟足资国医之攻错，亦且足为考古者参证之资，实可宝也。**

五十四、祝由科

祝由一科，其传最古。虽《素问》载岐伯之言，已谓今世之疾，非祝由所能已[①]。然《后汉书·方术传》载赵丙善越方，注云：善禁咒。则其术尚盛行于南方，盖南人重巫鬼，医术之明，迟于北方也。张角等所操，亦必此术。今世所传，有《祝由十三科》二卷，案：祝由为元医学十三科之一，作此书者盖未之知，遂误以为祝由有十三科。文词至为鄙陋。《千金翼方》中之禁经，当必古传此类之学。赵恕轩《利济十二种》，中有《祝由录验》，系据湖南汪子师之说，将旧藏张氏本删存，惜未见传本。今此术虽少，然社会上述其奇效甚多，有非科学所能解释，亦非凭书籍所能研究者。

---

① 已，原作"己"。

五十五、医史

　　医史之作，实始于宋张季明之《医说》。季明尝欲集古来医案，勒为一书，初期满一千，事猝不易足，乃先采缀诸书，据其见闻所及，以成是编，<small>见罗琐序文。</small>其书杂采说部，颇伤芜杂。明余弁《续医说》，亦仅随笔札记。李濂始有《医史》之作，然其体例亦未尽善。近今陈邦贤所述《医学史》，于医家源流颇详。

五十六、医案

医案之作，《史记·扁鹊仓公传》：臣意所诊者，皆有诊籍。注：诊籍，所诊各病之记录簿也。按：此即后世医案之嚆矢。始于宋之许叔微。自兹以降，医家之能著述者，多有此举。或据事以直书，或列药为方式，如张景岳、张路玉、喻嘉言、叶天士、薛生白、陈修园、尤在泾、徐洄溪、王孟英、吴鞠通之流，其尤著者。近岁医学维新，杂志报章，遍于全国，各处名医医案之批露者，遂如春葩怒发，指不胜屈矣。其汇集诸家于一编者，则始于明江民莹之《名医类案》，清魏玉璜继之，陆以湉又再续之，然未见刊本。见《冷庐医话》庞元微序。嘉善俞东扶名震，号悝斋，清乾隆时人。之《古今医案》，则主精不主博。江阴柳谷孙名宝诒，清光绪时人。之《四家医案》，亦兼有评语。近今秦伯未有《清代名医医案》之辑，搜罗尤宏富矣。医书或苦空言无实，医案则不然，且汇合众家，尤可见古今病状之变迁，水土之同异，虽谓其兼有医史之功用可也。

五十七、医话

医书所最忌者，为空言无实。又其甚者，采缀群书，绝无心得，陈陈相因，尤为可厌。然凡作一书，于其病证治法方药不能全者，鲜有不蹈此弊。惟医话则不然，以无门面可拘，且非确有心得者不能著笔，惜作者不多。以予所见，有计楠之《客尘医话^①》柳宝诒字谷孙，清光绪时人。之《惜余医话》、史典之《愿体医话》、王孟英之《潜斋医话》、陆以湉之《冷庐医话》、毛祥麟之《对山医话》、费凯钧之《友渔斋医话》，均称佳著。尤怡之《医学读书记》，专记读书所得，在医话别为一体。周学海之《读医随笔》，体例亦略同。固始王燕昌字汉皋，工医术。有《王氏医存》十七卷，除末一卷为医案外，余皆用笔记体，在医话中可谓最浩博者矣。

---

① 客尘医话，原作"容尘逸话"。

五十八、医家考订学

医书之多病空谈，固由形下之学之不昌，亦因医家之真能读书者甚鲜。虽复侈语《本经》，高谈《灵》《素》，实则望文生义，随意曲解而已，求其能真得读书之例者，无有也。予尝谓自宋以后，医之为业，既移于士大夫，故其风气，亦恒视儒学为转移，而其变迁，又必视儒学为少后，儒之门户分于宋，医之门户分于金元。《四库·医家类总叙》语。职是故也，有清二百余年，汉学可谓极盛，然医家能用其法，以治古书者绝少，盖尚未脱宋学之习也。然欲求古代医学之真面目，舍用汉学家治经之法以求之，其道莫由。以余所见，惟沈彤《释骨》一书，原本群经，以释《内经》所载人身诸骨，确为汉学家之法，至是否合于今日之生理学，则又一问题也。胡澍《素问校义》，虽未卒业，亦差足语于校勘。然二人本皆经生，非医家也。刘寿曾《素问校义序》，致憾于医家之有《内经》，犹儒家之有五经，而无义疏之学，固适如吾意之所欲云矣。侯官林枫苇庭《乐素斋医学汇参》四卷，一、二、三卷为释体，四卷为辨脉，皆仿《尔雅》之例，五卷至十卷为释方，未成而卒，亦颇足当医家训诂之学。

医家著书，每喜侈谈神怪，如窦材《扁鹊心书》，则以为上天所畀；张景岳《全书》，则以为游东藩之野而遇异人；陈远公《石室秘录》，乃竟托之雷公、岐伯，前人已言之矣。以予所见，此类书尚属甚多，而其最甚者，要莫如车宗辂、字质中，会稽人。胡宪丰字骏宁，山阴人。之《伤寒第一书》，其序言谓仲景《伤寒论》，本一十六卷，治分九州，此书乃其治扬州之法，自兵劫后，原书散失，证治不全。雍正初，德清沈日光学道深山，乃独得仲景真传，而有九州之全书云云。可谓敢于语怪矣！又如齐秉慧字有堂，叙州人。之《齐氏医书》四种，本非一无足取，而必谓学医之始，出于衡山仙鹅洞道士之命，十八日内种痘方，亦必托之黄进士得之仙传，诚不知其是何用意。夫此等浅说，亦足惑人，此巫风之所以盛行欤！乃近日通都大邑及江南人士方且好学扶乩之术，流俗以士大夫之言之也，亦翕然信之，遂有借其术为人治病以牟利者，诚可叹诧！

121

五十九、医家丛刻

医家丛刻，网罗最博者，当推明吴肖愚之《古今医统正脉全书》。清代则程瘦樵之《六醴斋医书》、王琢崖之《医林指南》、丁松生之《当归草堂丛书》、周澂①之《医学丛书》，所刻亦均精本。若能备此五书，则所费不及百元，而医家要书善本略具，其余购求易易矣。程观澜名文囿，歙人。之《医述》，专辑古书，不参己见，凡分七门，曰溯源，曰伤寒，曰杂症，曰女科，曰幼科，曰痘疹，曰方药。所收者三百余家，则医家中之类书也。清乾隆中，吴中唐烈三等尝辑《吴医汇讲》一书，其例实仿诸过绎之《吴中医案》，见唐氏原叙。集吴中诸医方论，随得随刻，终于十一卷。此则如今日之杂志矣。

---

① 澂，原作"徵"。

六十、中西汇通

中西汇通，自为今后医家之大业。然其人必深通西洋医术，而又真能读中国之医书，详考脉证，确知中医所谓某病者，即西洋所谓某病，或某与某病确有相同之处，而又能精研药物之学，本诸格物之理，以探求古今验方之所以然，而断定何种方药确为无效，方足以语于此。其事固非一手一足之烈，亦非一朝一夕之功。凡事创始最难，近今医家有能引此端绪者，如唐容川之《中西医经汇通精义》之类，虽不免有牵强附会之处，然筚①路蓝缕之功，固足以没世不忘矣。今日治西国医学者，动以今日之学术绳古人，而深于中医旧学者，又一味深闭固拒，均无当也。

---

① 筚，原作"荜"。

六十一、东洋医学

中国医学，今虽衰敝，然自古东洋诸国，如朝鲜、日本等，靡不奉为圭臬，其流传亦不可谓不广矣。予所见朝鲜医书，仅许浚之《东医宝鉴》康命吉之《济众新编》二种。许书多采宋以来方论，康书则就许书删繁补阙，皆李朝官纂之书。至日本医书，则所见者颇多，而其最佳者，则莫如杨惺庵所编之《聿修堂医学丛书》，此书为日本丹波元简及其子元胤、元坚所撰。杨氏游日本时，有以原版求售者，倾囊购之以归，而编次为是书。计元简《素问识》八卷，元胤《难经疏证》二卷，元简《伤寒论辑义》七卷，元坚《伤寒论述义》五卷、《伤寒广要》十二卷，元简《金匮玉函要略辑义》六卷，元坚《金匮要略述义》十二卷、《药治通义》十二卷，元简《脉学辑要》三卷、《急救选方》二卷、《医賸》三卷，元简之祖雅忠《医略抄》一卷，元简父之弟子小阪元祐《经穴纂要》五卷，元简《灵枢识》六卷、元坚《杂病广要》四十卷，原以活字印行，故无存板。元简又有《类抄》八十卷，体例略如郑方坤之《经稗》，皆剌取《说部》中经验良方，不专为医家作者。元坚别有《医籍考》一百卷，仿朱竹垞之《经义考》，而精核或过之。元胤别有《名医汇论》八十卷，凡古人病论异同，条分缕析，可谓集证治之大成。三书皆以卷帙浩繁未刊。元坚又有《名医公案》《病雅》《药雅》《体雅》等书，皆少作，亦精核有家法，并见杨氏识语。**诸书皆博赡**①**精核。**

予谓治医家之书，当用汉学家治经之术，此其庶几。且中国医家，好谈《灵》《素》，喜言运气，遂病其空言无施。日本汉医，则多远宗《伤寒》《金匮》，近师《千金》《外台》，尽心于研究证状，肆力于钩稽药性，其切于实用，殊非中国医家所及。杨氏谓自元以来，诊察之士，殆罕其匹，诚非过言。盖中国士夫之治医术，与专家之笃守传授者，截然两途。而日本则医有专官，能世其业，既能收新说之妙，又不失固有之长，故其卓越如是。中国之医家所当借镜者也。《诊病奇侅》二卷，亦丹波元坚撰。论诊腹之术，其原出于《内经·刺禁论》及《难经》，中土早已失传，日本尚存秘授。有沈梅使者，供职使署，属元坚再传弟子松井操译以汉文。光绪戊子，慈溪王仁乾刻之。近年群趋新说，译东瀛汉医书者日多矣。

---

① 赡，原作"瞻"。

六十二、民国医学

民国以还，东西医学流传中土者渐广，国人受其濡染，中医蒙其影响，于是结团体以资研究，设黉舍以宏造就，刊杂志以资鼓吹，发扬之途多矣。又有异军突起，高揭新中医之旗帜者。揆其初衷，欲以科学方法整理医籍，未始非迎合潮流之举。然成绩未著，而嚣嚣然有人主出奴之象，此中医之一大变局也。此时天津有张寿甫著《衷中参西录》，沪上有恽铁樵作《伤寒辑义按》，一重药物之实验，一重学理之阐发，颇能博得时誉。盖喜新厌故，人情所同，医亦不能例外，惟末流变本加厉，摭采西医皮毛，诽谤先哲之实效，以为中医有大部分应毁弃，论者惜之。

东瀛医学，本传自吾国，虽维新之后西医盛行，而汉医之研究依然不断。中医界中辄喜浏览，以资引征，于是刘泗桥之《皇汉医学译本》得以大行。沈石顽继之，有

《和汉医学真髓》《汉方医学解说》等之迻译。惟平心以论，日本汉医之猛晋，殊足惊人，而始终不能跳出《伤寒》范围，亦未免太隘。然能得吾国人之尊奉，亦可见中医风气转移之一也。

张山雷授徒于兰溪，议论独能平正，著有《中风斠诠》《脉学正义》《疡科纲要》《女科辑要笺正》等书，能守中医之特长，参以西法之精义，不以汇通相标榜。包识生掌教于沪上中国医学院，就日常讲述，辑《包氏医宗》二集，发挥《伤寒》《金匮》，独具心得。长安黄谦又有《伤寒杂病论集注》数十万言，亦近今之杰作也。

医为实用之学，应使固有之特长保持勿失，以前之缺陷设法弥补，不在议论之动人、新奇之眩人耳目也。近人中了解此义者，有秦伯未、张赞臣、许半龙辈。秦氏辑《清代名医医案医话精华》，搜罗綦富；《实用中医学》《中医指导丛书》等，均能供初等之梯阶；《国医讲义》六种，编制新颖，取材谨严，尤为中医界放一异彩。张氏之《诊断学纲要》《咽喉新镜》《历代医学史略》，许氏之《药簽启秘》《外科学大纲》，都能适合于临床之用。良由曾任医校教务，故于材料编辑，均能权衡切要也。

近人新著之外，能发扬先哲幽光，以贡献医界者，杭州三三医社有丛刊数集，上海中医书局又有《古本医学丛书》之刻，书凡十种：丁锦之《难经阐注》、王梦祖之《伤寒撮要》、周学海之《辨脉平脉章句》、寇宗奭之《本草衍义》、释轮应之《女科秘旨》、黄坤载之《难经悬解》、吕櫟村之《伤寒寻源》、朱丹溪之《金匮钩玄》、赵竹泉之《医门补要》、高武之《针灸要旨》。昔人著作，每多独到之处，惜流传甚鲜，不能普遍，实为中医阻滞之一大原因。知此，则知此类书集之可贵矣。

大抵医家学说，多随病症为变迁，议论纷纭，由来已久。无如古今病症，万有不齐，综计情形，可归两类：自其纵者言之，含有历史性质者，当称为时代病；自其横者言之，含有地理性质者，当称为地方病。兹再分述之。

六十三、时代病

时代病者,古今病况之不同是也,或古有而今无,或古无而今有。古者人事简单,交通梗阻,事简则岁月优游,愁痛自少,道阻则流行传染,更属难能。及人事日趋繁复,交通日趋便利,则淳朴转为浇漓,而身体因之渐弱。且一治一乱,系于时局。治世之民安乐,病偏于有余;乱世之民困苦,病偏于不足。有余者多宜清凉消导,以解其宴安厚味之毒;不足者多宜建中培补,以济其颠沛劳伤之苦。余生也晚,不获亲炙先哲,然自入医界三十余年,对于病症之与世推迁,益憬然于心目。旧说之肝病,弱冠时但见一部分妇女有之,继则妇女病此者渐多,而士子亦渐有之。最近则商人亦有之,今则农工劳动界亦有此病,足见民生日困、筹虑太过之结果。又如肺病、遗精病、近视病,三十年前不多见,今则几为学校青年之普通病。教育愈发达,此类病愈多,虽补救之法日增,然终不敌病魔之进步。后世之人,辄讥古代医家方药之偏胜,殆不谙当

129

时之环境使然。是知人论世，医家亦不可不知此义也。

新病随进化而多，新药亦随新病而增，皆必然之理。以明代《本草纲目》而论，比汉唐方药已增数倍。降至近日，如痒症、鼠疫、脑膜炎、梅毒、白浊等种种病症，为古昔所不常见者，今则日盛一日。当代医生，因应付新病，殚精竭虑，自有试用新药之经验，著为方法，以济世用。用之有效，即为此时此病之专门学问，不必再搜古理以证明或附会之也。如脑膜炎病，试验有效之方，便可应用，不必引古之痉病为证。盖此病传染迅速，与古痉病不尽同也。

旧病范围之变迁，亦有两公例。一随地体为转移，一随时局为转移。时局之说已详前节。地球则自转为昼夜，绕日之公转为一年。又有大公转者，则随日系作迁移，以六十年为一周。此说详天文学中，谓地球于每岁绕日一周外，又随日系在天空旋转，至六十年而复归原位，名为大公转。此六十年中，地球在天空之远近变化，虽亦有常轨，然而年各不同，则地面所受之阴阳寒暑，亦岁有殊异，则生物所感之病，亦当然依此为循环。故古人以甲子一周认为气运之回复。《素问·六元正纪大论》，亦用司天在泉、五运六气诸名称，以六十年之干支，推算六十年之病症，谓其循环而符合。泥古者视如岁历之检查，维新者斥为迷信之呓语，殊不知当时必本于专家实测及事实之经验而来。地为圆体浮于天空大气之中，以旋转为昼夜。古昔如

《春秋元命苞》等谶纬书外，《素问》各论中亦多论及。可见宇宙之学，周末即有发明。既知地球自转、公转之殊，岂有不知大公转之理？然而未有明文，仅以运气干支著其变化之事实，是古书含浑不全处。不仅此一种学问为然，今日科学化之新中医，谓司天在泉、五运六气巫应打倒，实可为未谙科学之反证。陆九芝谓《内经》运气之说可资研究，实通论也。陆氏但知其理不可废，并未知天文学中大公转之说。

六十四、地方病

地方病者，限于一方水土之病，而有一方治疗之法，不尽通行于各地者也，《素问·异法方宜论》中早计及之。吾国地大物博，跨有寒温热三带，面积之广，等于欧洲。是以水土气候，人民体质，各地不同，而全国医家之用药，遂亦各适其宜，而多殊异。即以长江流域论，四川人以附子为常食品，医家用乌附动辄数两，麻黄、柴胡动辄数钱，江南人见之，未免咋舌。然在川地则绝少伤阴劫津之弊者；则以长江上游，由青海、西康雪山中急流入川，寒性正盛，川人饮此寒水，故用乌附热药适得其平，解表亦非多量麻柴无能为力。迨长江既出巫峡，徘徊于两湖之间，平流数千里，经赣皖至江苏以入海。水质经日光之蒸晒，寒气已退，则需用遂少。且江苏土性，滨海而多湿，平原而多热，湿热交蒸，腠理松懈。故乌附在四川为常食品者，至江苏则罕用；麻黄、柴胡在四川以钱计者，至江苏则以分计。彼旅沪川医，讥苏医为庸懦，苏医斥川医为狂妄，是皆一隅之见，不明了地方性质者也。

又如苏浙妇女，产后血少阴虚，应服平和清养之剂，切忌燥热收涩之品。而广州人之预备生产也，必以生姜数十斤，熬醋十余斤，于产后匝月内拌米饭尽量食之，不得少参他品。从之则体健，违之则多病，或且不测。若以此法施之江浙产妇，早动肝阳成大病矣，然苏浙妇女之旅粤者，亦必遵守彼中成法。前清光绪之季，余携眷寓广州，将分娩矣，同乡咸友以此法见告，余妻闻而大骇。盖平素阴虚肝旺、心烦舌碎，常与洋参为伍者，乌能服生姜数十斤耶？嗣经旅粤者以土宜力劝，遂于产后匝月内如法服尽，非但无伤阴之弊，并且体健逾恒，旧疾悉去，宁非奇事！是无他，广州地近热带，腠理松疏，而由五岭南坡泻下东、北两江之水，萃于广州，寒性未散，故以生姜温其内，酸醋收其外，一温一敛，足以祛寒而固气。故产后用之，竟等于脱胎换骨之妙也。

岭南水性如是，岭北之湘、资等水泻于湖南者，性质又异。盖均属寒性，而湘省则在温带，迥非广州热带之比。故湘医用药，遂以仲景伤寒法为正宗。表则桂麻柴葛，凉则硝黄芩连，温则姜附椒萸，补则参苓术草。按方施治，因应咸宜，与吾苏对于《伤寒论》但师其意

133

而罕用整方者迥异，是则张仲景为长沙太守时所立之法，虽时代有变迁，而土宜尚未尽易也。

此外如山、陕等省，地偏于北，寒燥凛冽，皮肤坚厚，故发表多用羌防麻桂重剂。闽粤地跨热带，蒸发甚而腠理疏，既易受寒，又易受湿。故多用燥药以化湿，热药以温中，而于辛散则罕用。

再以苏浙而论，长江以南，钱塘以北，纵横五十余县境，皆太湖盆地也。土浅水多，蚕桑稻米之利，为全国上腴。然因海洋气候之蒸发，湿温症独多，虽腠理宜通，大便宜畅，然郁邪不为汗解，不为下解，维有芳香化浊，淡渗化湿，足以去病之症结，而青蒿、藿香、佩兰等对症之药，亦遂就地而产生。夫因水土之偏性而成地方病，即有疗此病之地方药随之产出。吾国南北各省，类此者甚多，医者贵于因地制宜，不可执一。若以己所不知或不习者相攻讦，宁非自扰？而昧者更欲仿西医办法，倡议方药统一政策，则更愦矣！民国十九年，国际联盟会卫生科长费尔伯来华考察西医学术，中医界推余代表，邀其参观医校医院，并请其发表意见。费谓世界人民虽有黄白红黑之殊，其体格生理之构造则一。生理既然一律，则治法亦当然一律，故医学当服从多数以统一之，意谓应废中医而从西医也。余谓中医重水土习性，故各地治疗之法不同，西医既能合于生理之统一，何以在欧洲一隅，又有英法德瑞等派别之攻讦？费无

134

以应。民国二十年，常州某氏贻书，谓在常州整顿地方医药，先以各药铺丸散膏丹簿之分量药味一律照古方更正为入手。余谓药铺之丸散膏丹簿，为全国通用之验方，其与古方不能悉合处，正是前辈医哲，循数百年之经验，就常州水土之习性所改定者。故其不同之处，正是治验之精意。犹之颀圆踵方，固宜冠规履矩。然大小之间，宜任各人之支配，不能划定尺寸。若以各地方成方一律依古方改定，则是削足适屦，岂非大谬！此举遂中止。再西医治病，但凭生理病菌之状况，处方皆大致有一定标准，中医则各用各法，随机应变，无一相同，其优点劣点亦均在此。华人食料，以植物为主，动物为辅，西人食料，以动物为主，植物为辅，其性情体格，遂大不同。故中医治病，以植物为主，矿物为辅；西医治病，以矿物为主，植物为辅。天然之习惯如此，故疗病亦有自然之趋势，此皆中西异点之最著者。今人不揣其本，而欲强齐其末，此空言扰攘之所以日多也。

结论

综论医学大纲，不外理、法、方、药四字。人体有虚实寒热之偏，而设温凉攻补之治，使剂于平。此理此法，可行于五洲各国者也。人体有强弱老少，疾病有新久轻重，气候有寒暖燥湿，水土有刚柔缓急，此属于情形之变，则集药成方，因方配药，各随所宜，不可拘于一辙者也。吾国医学，萌于上古，成于周代，两汉传授，晋唐蒐集，宋明新说，有清复古，延至民国，遂有东西洋新法之加入，而成为中医变化之时期。人事则古今繁简不同，体格则古今强弱亦异，是以治疗之法，则古简而精，今繁而密。然古法不能该今日之病症，今法又沙金杂糅，镕炼为难，此今古之争所由来。近日又有新旧之纷扰，一种学说之中，遂又厘而为四。殊不知崇古而黜今，犹服古衣冠以行于市也；尊今而废古，犹之谓忠孝仁爱诸美德亦应唾弃也；喜新而厌旧，犹之摩登士女沉溺于舶来品也；守旧而斥新，犹之服用国货者并轮船火车电汽亦弗用也。必也遵古之理，用今之法，精固有之专长，采新法之优点，但以疗病尽善为指归，不拘古今新旧之成见，则无谓之纷争自少，真理之发明自多，吾国医学前途发扬光大，未有艾也！